Roland Strietzel

CAD/CAM von A bis Z

Orientierung im Dschungel der digitalen Verfahren

Roland Strietzel

CAD/CAM von A bis Z

Orientierung im Dschungel der digitalen Verfahren

Verlag Neuer Merkur GmbH

Bibliografische Informationen der Deutschen Bibliothek
Die Deutsche Bibliothek verzeichnet diese Publikation in der Deutschen Nationalbibliografie; detaillierte bibliografische Daten sind im Internet über http://dnb.ddb.de abrufbar.

Verlagsort: Postfach 60 06 62, D-81206 München

Roland Strietzel
CAD/CAM von A bis Z - Orientierung im Dschungel der digitalen Verfahren
dl-Technik-Edition
1. Auflage 2015

Layout und Titelgestaltung: Simon Asselmann
ISBN 978-3-95409-022-8

Druck: Appel & Klinger, Schneckenlohe

Vorwort

Was in den 1980er Jahren noch auf Skepsis stieß, ist heute längst in der dentalen Realität angekommen – nämlich CAD/CAM, das computerunterstützte Konstruieren und Fertigen von Zahnersatz. Weiterentwicklungen im Bereich der digitalen Technologien sind seit Jahren Anziehungspunkte in den Messehallen der Internationalen Dentalschau. Immer mehr scheint möglich zu sein, immer mehr wandelt sich dadurch aber auch das Berufsbild des Zahntechnikers. In Zukunft, meinen viele, werde es nicht mehr Zahntechniker, sondern Zahndesigner geben.

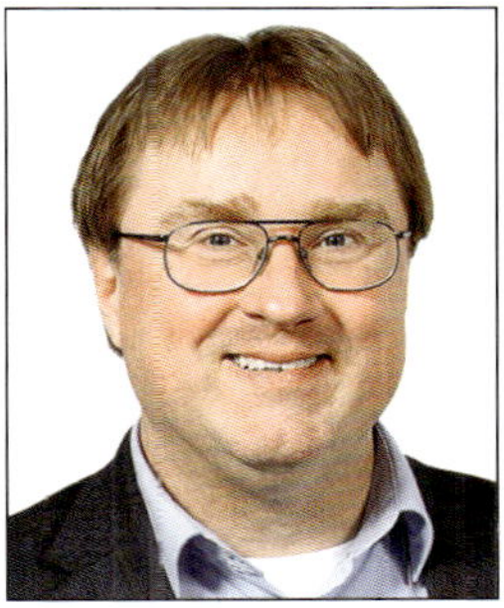

Wie jede technische Umwälzung setzt auch die CAD/CAM-Revolution viele Ängste und Befürchtungen frei. Das beste Mittel dagegen ist Information. Wer gut informiert ist, weiß, wo Risiken lauern, aber auch, welch enormes Potenzial an Möglichkeiten die digitale Technik bietet – unter der Prämisse, dass die Technik betriebswirtschaftlich klug eingesetzt wird.

Dr. Roland Strietzel ist ein profunder Kenner der Materie – der digitalen Technik ebenso wie der dentalen Werkstoffe, sind doch die Entwicklungsstufen bei CAD/CAM-Verfahren immer sehr eng mit der Werkstoffentwicklung verbunden. Anschaulich stellt er die einzelnen Herstellungsverfahren vor, skizziert die Entwicklung, den Status quo und wagt einen Ausblick in die dentale Zukunft von CAD/CAM.

Dieses Buch bietet wertvolles Basiswissen, gibt Orientierungshilfe in einem schier unüberschaubaren Markt und liefert Einsteigern sowie erfahrenen Anwendern viele nützliche Anregungen für den Laboralltag sowie für deren künftige betriebliche Strategien.

Inhalt

1

Einleitung

Die Zahntechnik befindet sich spätestens seit Anfang des neuen Jahrtausends vor starken Veränderungen. Zum einen wirken die maroden Finanzlagen der Gesundheits- und Finanzsysteme stark auf das Gesundheitswesen und damit auch auf die Zahntechnik ein. Zum anderen finden technologische Fortschritte statt, die die Arbeitsweisen der Zahntechniker stark verändern. Last but not least kommt neben dem Kostendruck aufgrund veränderter gesetzlicher Sachlage noch zunehmend starker Druck aus den Billiglohnländern, vor allem aus China. Der deutsche (europäische) Zahntechniker wird auf absehbare Zeit nicht in der Lage sein, mit den herkömmlichen Produktionsarten mit diesen Preisen mitzuhalten, ohne seine Arbeit (weit) unter Wert zu verkaufen und somit wirtschaftlichen Selbstmord zu begehen.
Die Strategie mit Qualität Kunden zu halten wird aufgrund der eklatanten Preisunterschiede mittelfristig wohl nicht zum Erfolg führen, zumindest nicht für die Masse der Labors und Praxen, denn der „Premium-Markt" ist mengenmäßig beschränkt und dürfte für die Masse der Dentallabors nicht ausreichen. Es ist einsichtig, dass 100 % der Dentallabore (Welches Dentallabor macht denn keine erstklassige Zahntechnik?) nicht 10 – 20 % des Marktes bedienen können, ohne dass hier ein gewaltiger Schrumpfungsprozess eintreten muss, der den bisherigen noch weit in den Schatten stellt.
Daher stellt sich aus Sicht des Autors nicht die Frage, ob man sich mit CAD/CAM-Systemen beschäftigen soll, sondern wann. Und selbst diese Frage ist eigentlich auch schon beantwortet – nämlich allerspätestens heute!

Allgemeine Überlegungen

Steht man vor der Auswahl eines CAD/CAM-Systemes, gilt es viele Aspekte zu berücksichtigen[1] (Abb. 1). Die Idee/Vorstellung der Anschaffung eines solchen Systems lediglich aus Prestigegründen sollte aufgrund der Vielzahl von bereits installierten CAD/CAM-Systemen verworfen werden und dürfte schon seit langer Zeit nicht mehr entscheidend sein. Im Jahre 2009 kann man davon ausgehen, dass sich CAD/CAM-Systeme etabliert haben.
Neben grundsätzlichen Erwägungen (z. B. zentrale/dezentrale Produktion) stehen selbstverständlich wirtschaftliche Erwägungen, denn mit einer solchen Investition soll schließlich Geld verdient werden. Dies ist nichts Ehrenrühriges, sondern die Pflicht eines jeden Unternehmers.
Eine der ersten Entscheidungen, die gefällt werden muss, ist die, ob man ein System mit zentraler oder dezentraler Produktion möchte. Bei der dezentralen Produktion gibt es die Möglichkeit direkt in der Zahnarztpraxis („chair-side") oder im Dentallabor herzustellen. Hier muss erwogen werden, was im Falle eines Maschinenschadens passiert. Auch sind die Investitionskosten sehr hoch. Dadurch muss die Finanzierung besonders gut geplant werden und Finanzierungsan-

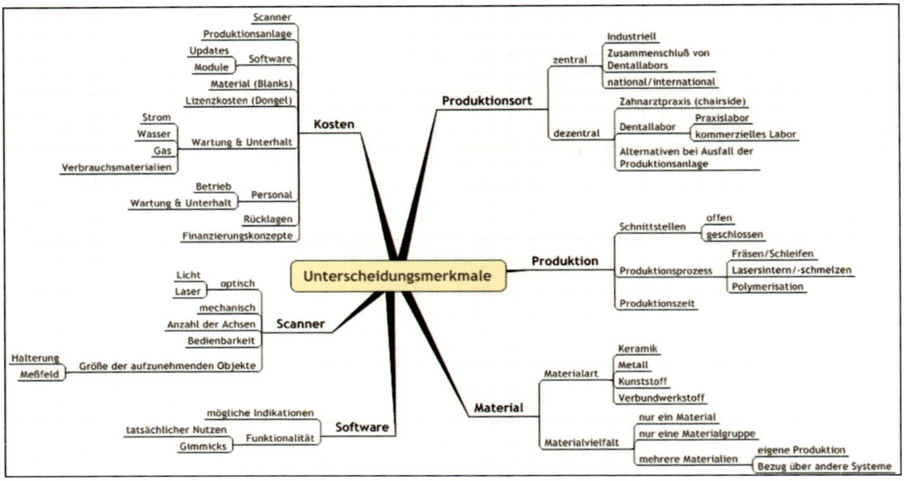

Abb. 1 Unterscheidungsmerkmale von CAD/CAM-Systemen

gebote der Anbieter gewinnen an Bedeutung. Durch die hohen Investitionskosten sinkt zum einen die Liquidität und zum anderen koppelt man sich evtl. von dem technischen Fortschritt ab, da man nicht ohne weiteres auf neue Produktionstechnologien ausweichen kann, da die Banken keine neuen Kredite gewähren werden. Auch darf der Begriff „Wertschöpfung“ nicht mit Gewinn gleichgesetzt werden. Grob gesprochen ist die Wertschöpfung der Wert der erschaffen wird, ohne dass die Kosten, die aufgewendet werden müssen berücksichtigt werden und Gewinn das was „hinten raus kommt“; also die Wertschöpfung abzüglich aller Kosten des Labors.

Bei der zentralen Produktion kann man unterscheiden zwischen industriellen Anbietern und Dentallaboratorien die Dienstleistungen anderen (z. B. Laborzusammenschlüsse) anbieten. Bei den industriellen Anbietern gibt es nationale und internationale Anbieter. Letztere können ihre Produktionsstätten im Ausland besitzen (z. B. Procera mit Produktionsstätten in Schweden, die für den europäischen Markt produzieren sowie in Boston, welche für den US- und kanadischen Markt fertigen).

Insgesamt muss auch berücksichtigt werden, ob irgendwelche Lizenzgebühren zu entrichten sind. So gibt es z. B. die Möglichkeit, dass bei jedem Produktionsgang über einen Dongel eine Gebühr abgerechnet wird. Diese Gebühr wird auch bei einer Fehlproduktion fällig. Dies führt neben dem Material- und Zeitverbrauch zu zusätzlichen Kosten. Eine weitere mögliche Kostenquelle sind jährliche Lizenzgebühren für die Software. Hier muss gegebenenfalls geprüft werden, ob dies gerechtfertigt sind. Plausible sind diese Gebühren, wenn Weiterentwicklungen und Verbesserungen („bug fixing“) damit abgedeckt werden.

Ein weiteres Entscheidungskriterium ist die Produktionsart. Hier sind Fertigungstechniken, wie sie beschrieben worden sind, Produktionszeiten und Schnittstellen zu beachten. Offene Schnittstellen haben den Vorteil, dass auf verschiedene Materialien und/oder Fertigungstechnologien zugegriffen werden kann. Neben der Produktionsart spielen auch die zu verarbeitenden Materialien eine gewichtige Rolle. Es gibt Systeme, die nur auf ein Material (und eine Produktionsmethode) beschränkt sind. Nun kann dies evtl. den Bedürfnissen entsprechen. Prinzipiell scheint eine hohe Flexibilität jedoch sinnvoller zu sein, d. h. je offener ein System konzipiert ist, desto zukunftssicherer ist es. Wie auch bei den Produktionstechniken sind für die Materialien offene Schnittstellen von Vorteil. Durch Zugriff auf andere Systeme stehen hierdurch dem Anwender verschiedene Welten offen. Hier kommen die Vorteile dezentraler Produktionsstätten voll zum Tragen. Hier kann aufgrund der höheren Auslastung wirtschaftlicher produziert werden und schneller auf neue Technologien und Materialien reagiert werden. Allerdings haben wirklich offene Systeme einen gravierenden Nachteil. Das Labor, welches sich die einzelnen Komponenten kauft, ist auch für die Funktion verantwortlich, denn jeder Anbieter der Einzel-Komponenten wird natürlich glaubhaft versichern, dass gerade seine Komponente fehlerfrei funktioniert. Um solche hoch komplexen Systeme reibungslos zum Laufen zu bringen (und zu halten!), bedarf es eines beträchtlichen Know-hows. Für die Materialauswahl ist auch der eigene Kundenstamm von Bedeutung. Kann ich dessen Bedürfnisse mit einem solchen System befriedigen? Daher sollte man vorher die Bedürfnisse ermitteln. Dies gilt hinsichtlich Materialart und durchsetzbare Abgabepreise. Aufgrund dieser Werte lässt sich ein möglicher Umsatz errechnen, der dann den realen Anschaffungs- und Unterhaltskosten gegenüber gestellt werden muss.

Bei der Auswahl der CAD-Software ist neben der Benutzerfreundlichkeit auch die Funktionalität zu beachten. Bei letzterer ist zwischen wirklichem Nutzen und Gimmicks zu unterscheiden. Entscheidend sind die Benutzerführung und die möglichen Indikationen.

Vorteilhaft ist, wenn der Anwender möglichst einfach eine Vielzahl von Restaurationsarten praxisnah umsetzen kann. Neben der Kauflächengestaltung sind auch die Konstruktionen von Teilverblendungen, Girlanden etc. zu beachten. Im Idealfall sollte das gesamte Spektrum der Zahntechnik abgedeckt sein.

Es können sowohl intraorale als auch extraorale Verfahren interessant sein. Neben der grundsätzlichen Entscheidung, ob man das Modell mechanisch oder optisch digitalisieren möchte, oder Anzahl der Achsen ist auch die Größe der aufzunehmenden Objekte von Interesse.

Es gilt eine Vielzahl von Fragen zu stellen: Wie einfach können die abzutastenden Stümpfe positioniert werden? Sind aufwendige Justierungen erforderlich? Sind komplexe Geometrien erfassbar? Sind ganze Kiefer scanbar? Wie sieht es mit dem Gegenkiefer/Antagonisten aus? Wie wird mit der Frage der statischen/dynamischen Okklusion umgegangen? Sind spezielle Modellwerkstoffe erforderlich? Ist eine intensive Bearbeitung der Stümpfe (z. B. starkes Unterkehlen) nötig?
Bei der Kostenbetrachtung müssen ebenfalls viele Parameter bedacht werden. Der wohl größte Unterschied besteht generell zwischen Systemen mit zentraler und dezentraler Produktion[1]. Wichtig sind auch die Kosten, die nicht auf den ersten Blick auffallen. Diese liegen meist im Bereich Wartung und Unterhalt. Hier müssen die Verbrauchsmaterialen (Fräsen und/oder anderer Verschleißteile) mit eingerechnet werden. Auch das Säubern und Justieren einer Produktionsanlage muss in die Kostenrechnung miteinbezogen werden. Wie sieht es z. B. mit der Entsorgung von Schleifabfällen aus? Ist die Wartung durch einen eigenen (Zahn-) Techniker möglich oder benötigt dieser eine zusätzliche Schulung? Was kostet ein Wartungsvertrag?
Ein weiterer Wichtiger Punkt für ein Fräszentrum ist, dass hier der Schritt vom handwerklich denkenden Dentallabor zu einem industriellen Produktionsort getan werden muss. Dazu gehört v. a. auch der Gedanke an eine eigene Entwicklungsabteilung, die den technischen Fortschritt beobachten und gegebenenfalls in den Produktionsprozess einfließen lassen muss. Werden hier technische Fortschritte negiert, wird dies mittelfristig wahrscheinlich zu gravierenden Problemen hinsichtlich der Wettbewerbsfähigkeit bezüglich Kosten, Zeit und Qualität kommen. Bei Systemen, die durch das Labor einzeln eingekauft werden, d. h. es gibt verschieden Anbieter der Systemkomponenten (Scanner, CAD- und CAM-Software, Produktionsgeräte) muss die (fortlaufende) Funktion gewährleistet werden. Hier zu ist es zwingend notwendig Knowhow in der eigenen Firma aufzubauen. Beim Material sind bei zentraler Produktion die Kosten pro Einheit zu vergleichen. Bei einer dezentralen Produktion müssen die Kosten der Rohlinge (Blanks) verglichen werden, bzw. wie viel Einheiten können pro Rohling produziert werden. Aber auch die Beurteilung des möglichen System-Lieferanten ist von großer Wichtigkeit. WATAHA stellte eine Liste mit fünf grundsätzlichen Forderungen zur Auswahl von Legierungslieferanten auf[2]. Aus seiner Sicht sind folgende Anforderungen an einen Lieferanten von Dentallegierungen zu stellen:

1. Firma mit eigener Dentalabteilung und langer Erfahrung im Dentalbereich (mind. 20 Jahre)
2. Firma mit eigener Entwicklungsabteilung
3. Firma die auch biologische Daten liefert
4. Firma mit eigenem Service/außendienst
5. Firma, die Informationen herausgibt und Hilfestellung leistet

All diese Forderungen lassen sich auch direkt auf die Anbieter von CAD/CAM-Systemen übertragen.
CAD/CAM-Systeme lassen sich nach verschiedenen Gesichtspunkten unterscheiden. Der potentielle Anwender muss sich nun überlegen, welche Parameter für ihn entscheidend sind.
In der folgenden Tabelle (Tab. 1) ist ein Beispiel gegeben, wie ein individuelles Anforderungsprofil aussehen könnte. Die Aufstellung sollte natürlich noch weiter auf die jeweiligen Bedürfnisse des Dentallabors erweitert werden.

Ausblick

Im Jahr 2009 sind die CAD/CAM-Systeme im zahntechnischen Alltag angekommen. Zirkoniumdioxid hat sich als neuer Gerüstwerkstoff in der Prothetik etabliert.
Allerdings muss er noch seine Langzeitstabilität zeigen. Auch die Eigenschaft als „Eierlegendewollmilchsau“ muss sich noch beweisen. Dem zahntechnischen Labor stehen noch einige große Herausforderungen bevor.
Der Preisdruck, begründet durch die politische Situation und dem großen Preisdruck durch preiswerten Zahnersatz z. B. aus China, wird den deutschen Zahntechniker zu neuen Denkweisen zwingen. So wie er seit Jahren konfektionierte Geschiebe bezieht, wird es wohl zu einem Großteil an industriell hergestellten Gerüsten kommen.
Eine weiter große Herausforderung werden die intraoralen Scanner sein. Der neue Rohstoff der Zahntechnik wird der digitale Datensatz sein.
Diesen gilt es sich zu sichern, um zu bestehen. Neue Materialien werden zukünftig Einzug in die Zahnmedizin erhalten. Neue Produktionstechniken werden zu effizienteren Arbeitsabläufen führen. Es wird zumindest nicht langweilig sich mit der Thematik CAD/CAM auseinander zusetzen.

Merkmal	Ja	Nein
Hersteller		
Etabliert im Dentalmarkt (wie lange?)		
Erfahrung in Teilbereichen (z. B. Software-Entwicklung, Geräteproduzent)		
Erfahrungen zum Hersteller aus validen Quellen erhältlich?		
Produktionsort		
Zentral Produktion im Labor/Praxis		
Dezentrale Produktion		
Produktionsarten		
Fräsen/Schleifen		
Rapid-Prototyp-Verfahren (z. B. Laserschmelzen)		
Andere		
Kombinationen		
Indikationen		
Veneers		
Inlays/Onlays		
Kronen		
Käppchen		
Gerüste mit reduzierte anatomischer Form		
Völlig unverblendet („Vollguß“, d. h mit Okklusion)		
Brücken		
Spannweite max. ____ gliedrig		
Völlig unverblendet („Vollguß“)		
Teilverblendung		
Vollverblendung		
Implantate		
Attachments		
Schablonen		

Merkmal	Ja	Nein
Materialien		
Metalle		
EMF-Legierungen		
Titan		
EM-Legierungen		
Keramiken		
Zirkoniumdioxid (gehipt)		
Zirkoniumdioxid (im Grün-Zustand)		
Aluminiuim-basierte Keramiken		
Infiltrationskeramiken (z. B. In-Ceram-System)		
Reaktionskeramiken		
Kunststoffe		
Andere Werkstoffe		
Schnittstellen		
Offenes System		
Geschlossenes System		
Software		
Zufriedenstellende Bedienbarkeit		
Umsetzbarkeit aller gewünschten Indikationen		
Updatefähigkeit gesichert		
Zeitaufwand		
Weitgehend automatisiert		
Weitgehend manuell		
Arbeitsvorbereitung		
Wartung/Instandsetzung		
Kostenrahmen		
Anschaffungspreis der Produktionsgeräte		
Unterhaltung (Strom, Wasser, Gase, Verbrauchsmaterial etc.)		

Merkmal	Ja	Nein
Wartung/Unterhaltung (z. B. Wartungsvertrag)		
Lebensdauer der Anlage		
Preise für Material/Rohlinge		
Ausbildung des Personals (Fortbildung)		
Software-Updates		
Sonstiges		
Support		
In deutscher Sprache		
Telefonischer Support		
Anbieter hat einen Außendienst vor Ort		
Internet		
Lieferzeit		
Der Anlage		
Der Verbrauchsmaterialien		
Ersatzteile		

Tab. 1: Beispiel einer (sicherlich unvollständigen) Checkliste für den Zahntechniker zur Entscheidungsfindung, welches CAD/CAM-System für ihn das geeignetste ist.

Literatur

1. Lahl C. Der Einsatz der CAD/CAM-Technologie in der Zahnheilkunde - eine Literaturübersicht. Abt f exp Zahnheilkunde. Berlin: Freie Universität, 2002.
2. Wataha J. Selecting a manufacturer for dental casting alloys. Can J Dent Technol 2001:60-61.

In den letzten Jahren haben sich einschneidende Veränderungen für die Zahntechnik ergeben: Neben politischen Vorgaben haben auch neue Materialien (zum Beispiel Zirkonoxid) und Produktionsverfahren (zum Beispiel das SLM-Verfahren) Einzug in die Zahntechnik gehalten. Die CAD/CAM-Fertigung ist mittlerweile zum Standard im Dentallabor geworden.

Anfänglich wurde CAD/CAM mit dem Fräsen gleichgesetzt. Entwicklungen auf dem PC-Sektor und die Einführung des Zirkons rückten die CAD/CAM-Technologie Mitte der Neunzigerjahre in den Mittelpunkt. Seitdem haben sich moderne Materialien und Produktionsverfahren um diese Technologie gebildet und ihren Platz im Dentallabor gefunden. Die Zeiten, in denen ein CAD/CAM-System lediglich als Status-Symbol angeschafft wurde, sind längst vorbei: In Deutschland benutzten 2011 zirka 80 Prozent aller Dentallabors in irgendeiner Form die CAD/CAM-Technologie (Abb. 1).

Das Standardverfahren im Labor ist die Herstellung von Gerüsten und deren Verblendung. Der CAD/CAM-Prozess kann an unterschiedlichen Stellen des konventionellen zahntechnischen Prozesses eingreifen (Abb. 2). Was aber ist für das jeweilige Dentallabor sinnvoll? Die Geschichte der CAD/CAM-Technologie reicht bis in die Siebzigerjahre zurück. Arbeitsgruppen um Duret [1-4], Rekow [5-14] und Brandestini/Mörmann [15-19] leisteten hier Pionierarbeit und nahmen schon viele Entwicklungen vorweg.

Technisch waren aber die Ideen zum Teil nicht umsetzbar, weil unter anderem die Rechnergeschwindigkeiten zu langsam und die Speicherkapazitäten zu teuer und nicht ausreichend waren.

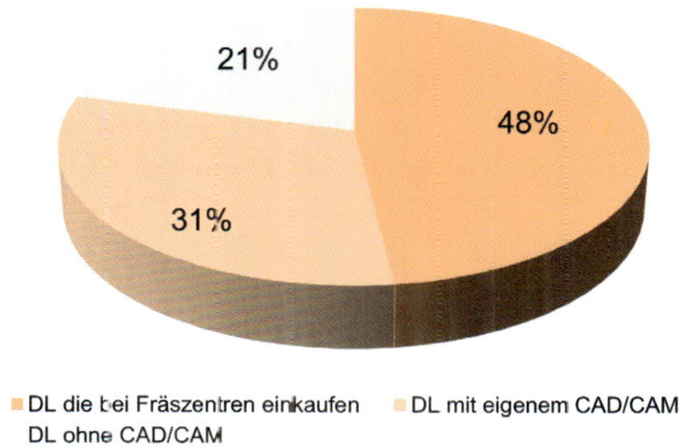

Abb. 1 Laut der Gesellschaft für Konsumforschung (GfK) kauften 2011 48% der Dentallabore Leistungen von einem Produktionszentrum (Fräszentrum) ein, 31% hatten ein eigenes CAD/CAM-System. Lediglich 21% der Dentallabore nutzten keine CAD/CAM-Systeme.

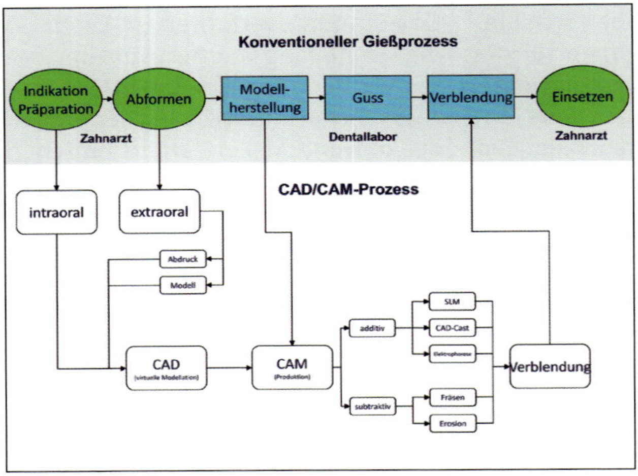

Abb.2 Gegenüberstellung: Konventionelle Herstellung von Gerüsten mit Verblendung und CAD/CAM-Prozess

So dauerte die Berechnung eines einfachen Käppchens im Jahr 1998, als die Entwicklung für das Bego Medical System begann, etwa sieben Stunden! Viele der heute angepriesenen Neuheiten wurden bereits in der Vergangenheit angedacht bzw. sind schon lange auf dem Markt. Auch das Scannen in der Mundhöhle (intraorales Scannen) ist schon seit Mitte der Siebzigerjahre bekannt. Das Cerec 1 System arbeitete damals mit einem intraoralen Scanner [20,21].

Industrielle Herstellung von Zahnersatz

CAD/CAM in der Zahnheilkunde meint letztendlich die industrielle Herstellung von Zahnersatz. Die Problematik: Es handelt sich um die industrielle Produktion von Unikaten bei einer Vielzahl an Indikationen und Materialien. Im Gegensatz zur Produktion von Autos, Fernsehern oder Schrauben sieht jedes Produkt anders aus.

Zentrale Aspekte für die Herstellung mit CAD/CAM sind:

- Präzision (im µm-Bereich)
- Zulassung (Medizinprodukte)
- Mechanik
- zahntechnische Ver- und Bearbeitbarkeit
- chemische Eigenschaften (Korrosion, Löslichkeit, Verfärbung) und
- Biokompatibilität.

Der gesamte Prozess der industriellen Herstellung von Zahnersatz umfasst mehrere Schritte (Abb. 3), die unter Umständen an unterschiedlichen Orten stattfinden. Zunächst wird die orale Situation digitalisiert. Dann kann die Versorgung geplant und konstruiert werden. Zur Verfügung stehen mehrere Verfahren sowie Materialien. Der industrielle Prozess stellt andere Anforderungen als das handwerkliche Vorgehen. Eine Serienproduktion muss möglichst hoch automatisiert, die Arbeitsschritte optimiert werden,

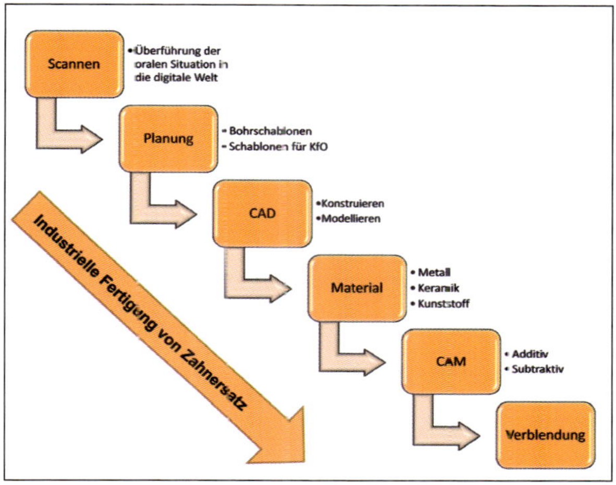

Abb. 3 Prozessschritte der industriellen Herstellung von Zahnersatz

um die Investitionen abzudecken und die Preise der hergestellten Produkte zu senken. Ab einer gewissen Stückzahl ist jeder Cent relevant.

Der Scan-Prozess

Es gibt viele Arten, Zahnersatz zu fertigen: Er lässt sich direkt im Mund herstellen, zum Beispiel durch Verwendung plastischer Füllungsmaterialien (Amalgame, Kunststoffe).
Bei den indirekten Verfahren ist immer die Abformung als Grundlage für ein Modell notwendig. Die herkömmliche Abformung generiert der Zahnarzt, indem er die orale Situation mithilfe eines plastifizierbaren Materials abbildet. Hierbei handelt es sich meist um Silikone oder Polyether, aber auch andere Materialien lassen sich verwenden. Die Abdrucknahme ist für die Patienten oft unangenehm.
Zudem kann das Material beim Herausnehmen aus dem Mund gestaucht werden. Dies führt im schlimmsten Fall zu einem Druckverformungsrest, und das Modell stimmt nicht mehr mit der Mundsituation überein. Auch eine falsche Verarbeitung (Anmischen der Abformmaterialien, zu frühes Entnehmen ...) oder unzureichende Ausbildung des Abdrucknehmenden könen zu erheblichen Fehlern führen. Sogenannte intraorale Scanner sollen das vermeiden. Die Systeme bergen jedoch Nachteile [22]: Neben dem hohen Preis sind die Scanner unhandlich und benötigen noch das Einpudern der Zähne.

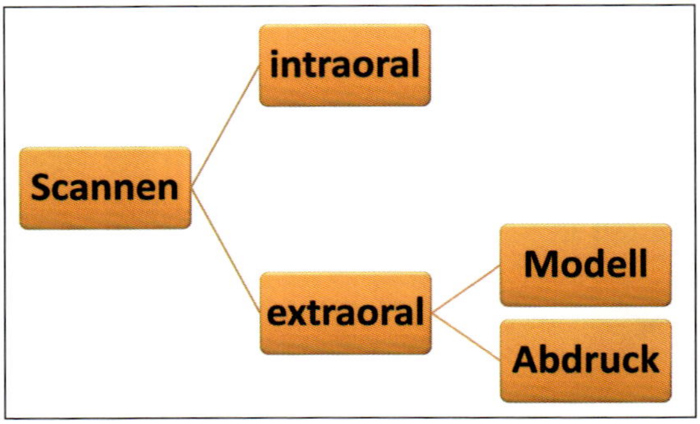

Abb. 4 Intraoral oder extraoral? Extraoral können entweder die Abformung oder das Modell gescannt werden

Der Abformende muss wissen, auf was er achten soll, denn: Kann er die analoge Abformung nicht sachgerecht vornehmen, wird er auch mit einem digitalen System keine zufriedenstellenden Ergebnisse erzielen. Allerdings kann er bei Letzterem das Ergebnis am Bildschirm kontrollieren. Um mit einem CAD/CAM-System arbeiten zu können, muss eine virtuelle Abbildung der oralen Situation vorliegen. Dies kann durch das intraorale oder durch das extraorale Scannen geschehen (Abb. 4). Das extraorale Scannen ist ineffizient, denn es wird die Abformung gescannt. Die moderne Technik ist die Digitalisierung von Gipsmodellen mit licht-optischen Systemen oder Lasern durch den Zahntechniker. Das mechanische Erfassen ist möglich, aber recht zeitaufwendig und daher nicht verbreitet. Ein Problem von lichtbasierten Scannern sind Reflexionen und Unterschnitte.

Hier geben die Hersteller unterschiedliche Lösungsansätze vor, zum Beispiel das Nachscannen von nicht erfassten Arealen oder ausgeklügelte mehrachsige Scannersysteme. Auch der Modellwerkstoff kann zu Problemen führen: Ist er zu dunkel, wird Licht zu stark absorbiert (verschluckt), und es kommt zu Fehlmessungen.

Gipse mit Kunststoffanteilen oder reine Modellkunststoffe können auch zu Schwierigkeiten führen, weil das Licht oder der Laserstrahl in das Modell eindringen und es somit ebenfalls zu Fehlmessungen kommen kann [23]. Fehlmessungen beim Abtasten mit Laserstrahlen können entstehen, wenn die Rauigkeit des Modellwerkstoffes in derselben Größenordnung wie die Wellenlänge des abtastenden Lasers liegt (Speckle-Effekt). Während beim extraoralen Scannen entsprechende Modellwerkstoffe entwickelt werden können, ist man beim intraoralen Scannen naturgemäß festgelegt.

Die herkömmlichen Scanverfahren erfassen die oberflächlichen Weichgewebe und Zähne. Grundsätzlich ist das für die konventionelle konservierende und prothetische Zahnheilkunde ausreichend. Soll implantologisch gearbeitet werden, sind mehr Informationen notwendig: Wo verlaufen die Nerven? Wie ist das Knochenangebot? Daher kommen sogenannte bildgebende Verfahren ins Spiel. Durch Röntgen, Computertomographie oder digitale Volumentomographie sind weitere Informationen erfassbar (Abb. 5). Nachteilig ist jedoch eine zusätzliche Strahlenbelastung des Patienten.

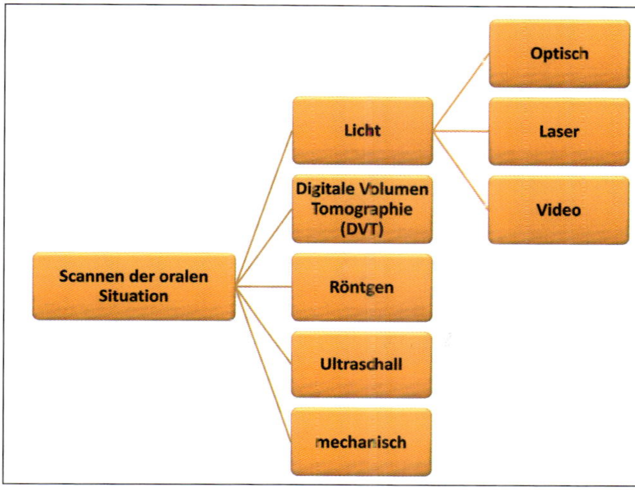

Abb. 5 Technologien zum Digitalisieren der oralen Situation

Hier heißt es sorgsam abzuwägen, ob der diagnostische Vorteil eine mögliche Gesundheitsgefährdung aufwiegt [24, 25]. Im Mund befindliche Legierungen können die Diagnostik durch Bildung von großen Artefakten erschweren oder gegebenenfalls unmöglich machen [26, 27].

Die bildgebenden oder Ultraschall-Verfahren bieten den Vorteil, dass sie von Reflexionen und blutenden Stellen wenig bis gar nicht beeinflusst werden und neben den oberflächlich sichtbaren Strukturen auch Weichgewebe und Knochenstrukturen abbilden können. So lässt sich nicht nur die Dicke der Kieferknochen, sondern auch die Knochendichte bestimmen, zum Beispiel für die Lageermittlung von Implantaten. Bei den bildgebenden Verfahren wird es eine rasch fortschreitende Entwicklung der technischen Möglichkeiten und der Preisgestaltung geben. Ein Thema ist auch, wie sich die gescannten Daten übertragen lassen. Dies kann über eine Telefonleitung oder über das Internet geschehen. Auch hier war die Entwicklung von schnellen Netzen für die Etablierung der CAD/CAM-Systeme notwendig.

Zukünftig werden die Datenmengen größer und nicht kleiner. Es gibt geschlossene Systeme, bei denen die Datensätze codiert sind und nur von einem bestimmten Hersteller ausgelesen werden können. Und es gibt offene Systeme, die uncodierte Daten senden und/oder empfangen können. Der allgemeine Trend geht zu den offenen Systemen, da sich die Kunden nicht immer an einen Lieferanten binden möchten. Offene Systeme haben aber technische Nachteile: Sie können Komponenten vom Kunden verwenden, die Inkompatibilitäten zum System des Lieferanten aufweisen. Es ist ökonomisch nicht machbar, alle technisch möglichen Varianten zu gewährleisten.

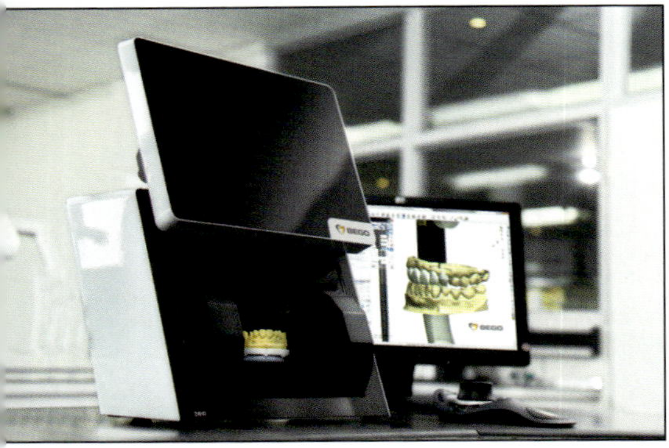

Abb. 6 Die digitale Modellation

CAD – die digitale Modellation

Nach der Überführung der oralen Situation in die digitale Welt beginnt die Modellation des Zahnersatzes, der CAD-Schritt (computer-aided design, Abb. 6). Die Planung am Bildschirm kann viel ausführlicher geschehen, da sich unterschiedliche Lösungsansätze gegenüberstellen lassen. Besonders in der Implantologie und der Kieferorthopädie ist dies wertvoll. So ist es möglich, dass der Kieferorthopäde den Ist-Zustand dokumentiert und den Endzustand virtuell herstellt.

Nun kann er beliebig viele Zwischenschritte darstellen. Natürlich lassen sich auch Gerüste konstruieren. Hier können von der Software Vorgaben gemacht werden, die der Zahntechniker übernehmen oder verändern kann. Je praxisnäher die Vorschläge sind, desto schneller erfolgt der CAD-Prozess. Dies führt allerdings dazu, fachfremde Personen mit der Konstruktion zu beauftragen. Bei schwierigen Situationen besteht jedoch die Gefahr, dass die spätere Restauration misslingt. Deshalb ist es weiterhin sinnvoll, gut ausgebildete Techniker für die Bearbeitung der Software zu engagieren (Abb. 7). Die Softwarepakete können modular aufgebaut sein: Das Labor kauft einzelne Module, die es tatsächlich benötigt. Die Alternative ist, die Software zu mieten, zum Beispiel CAD-Points der Firma 3D-Shape, die einer bestimmten Anzahl von Restaurationen entsprechen. Die Entwicklung der CAD-Software verläuft dabei nicht sprunghaft, sondern evolutionär: Die bestehenden Softwarepakete werden fortlaufend optimiert, was Bedienbarkeit, Geschwindigkeit und Indikationen angeht.

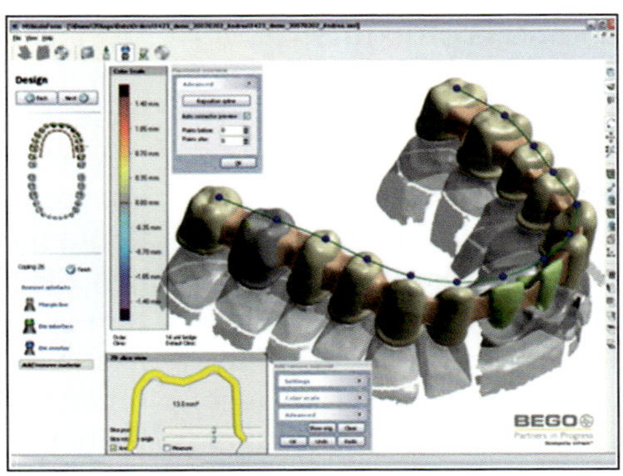

Abb. 7 Screenshot einer CAD-Software (3D-Shape) zur Konstruktion von Brückengerüsten

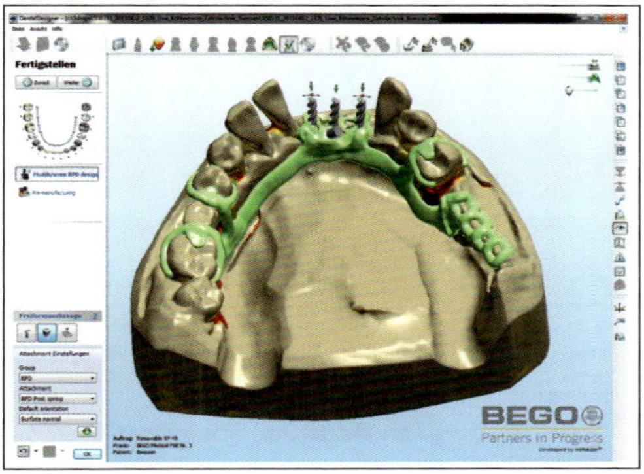

Abb. 8 Screenshot einer CAD-Software (3D-Shape) zur Konstruktion von Modellgussprothesen

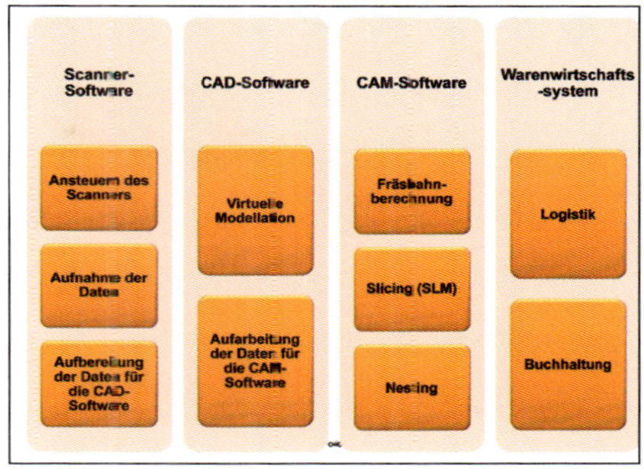

Abb. 9 Die unterschiedlichen Softwarepakete in einem CAD/CAM-System

Insgesamt bewegen sich die Softwareprodukte schon heute auf einem hohen Niveau (Abb. 8). Bei genauer Betrachtung eines CAD/CAM-Systems lässt sich feststellen, dass es mehr als die CAD-Software gibt [20, 21] (Abb. 9). Auch der Scanner benötigt eine Software. Ausgeklügelte Verfahrenswege der Achsen legen den eigentlichen Scanvorgang fest. Wie dreht sich beispielsweise das Objekt? Wie kann man sicherstellen, dass alles erfasst wird?
Nachdem die Daten für die CAM-Software aufgearbeitet wurden, werden sie dorthin übermittelt. Der Datensatz wird an die Produktionsmaschine geschickt. Hier haben sich industrielle Dateiformate etabliert. Diese können von Maschinen der verschiedenen Hersteller gelesen werden.
Je nach Produktionsart müssen nun beispielsweise die Fräsbahnen berechnet, die Datensätze auf den Frässcheiben (Fräsblanks, Rohlinge) oder auf der Produktionsplattform (SLM-Prozess) platziert werden (Nesting). Im Falle von Fräsrohlingen muss eine Verknüpfung zu einem Warenwirtschaftssystem vorhanden sein, damit bekannt ist, wie viele Teile mit einer bestimmten Höhe gefräst worden sind. So ist sichergestellt, dass immer die optimale Höhe der Fräsblanks ausgewählt wird, und dass die Anzahl der noch möglichen Fräsungen pro Fräsblank bekannt ist. Normalerweise sieht der Zahntechniker nur die Oberfläche der CAD-Software. Möglicherweise beschäftigt er sich noch mit der Software für die Produktionsmaschine.

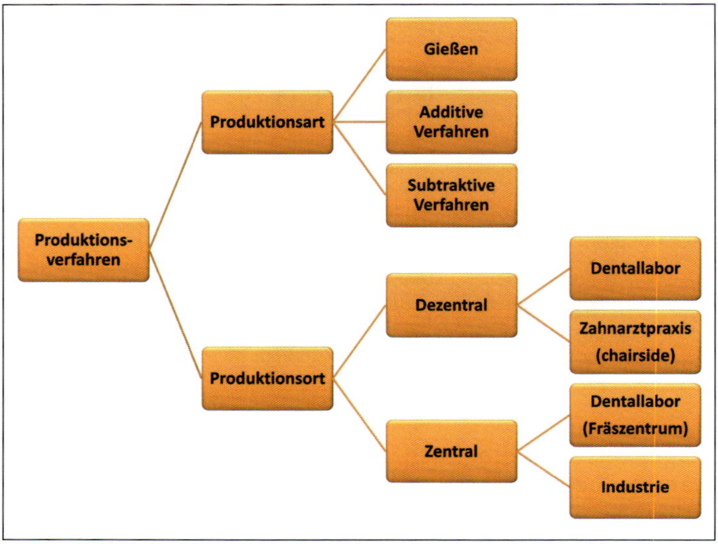

Abb. 10 Produktionsarten nach Art und Ort unterteilt

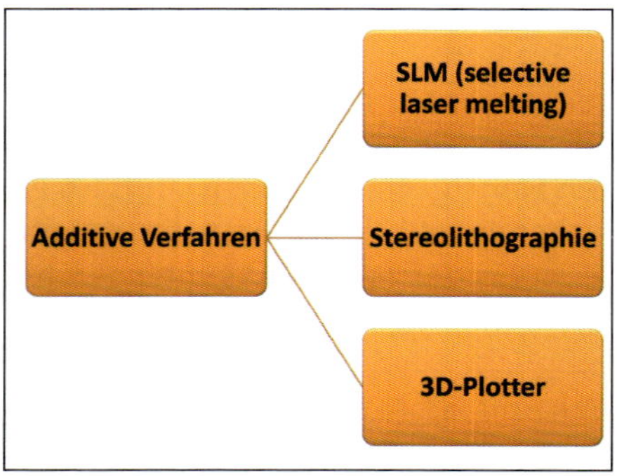

Abb. 11 Additiv arbeitende Systeme

Hier unterscheidet sich auch ein industrielles Produktionszentrum von einem Dentallabor: Ein industrielles Produktionszentrum beschäftigt Ingenieure, die sich mit der Optimierung der Produktionsmaschinen und Prozesse befassen. Es wird zum Teil tief in die Software der Maschinen eingegriffen, um Verfahren zu optimieren.

CAM – die industrielle Fertigung

Beim Thema CAD/CAM-Technologie und Zahntechnik entsteht zwangsläufig die Frage: Wer soll wo produzieren? Hier gibt es zwei Möglichkeiten: Dezentral oder zentral. Dezentral bedeutet, dass eine Quelle die Daten für die Produktion liefert. Das kann ein Dentallabor sein, welches beispielweise eine Fräse besitzt und für den eigenen Bedarf produziert (Abb. 10). Hier muss sich der Laborbesitzer fragen, ob er die nötigen Investitionen tatsächlich mit den eigenen Stückzahlen abdecken kann. Das Argument, dass die „Wertschöpfung im Labor bleibt“ ist völlig irrelevant, da Wertschöpfung nicht mit Gewinn gleichzusetzen ist – und auf diesen kommt es an! Eine weitere Möglichkeit ist die Zahnarztpraxis.

Der Zahnarzt kann direkt in der Praxis produzieren (chairside). Die Firma Sirona mit ihren Cerec-Systemen [22, 28-35] ist dabei vorherrschend – für das gewerbliche Labor sicherlich die ungünstigste Variante, da es keinerlei Zugriff mehr auf die Arbeiten hat. Allerdings ist das Verfahren bislang nur für die Einzelzahnversorgung geeignet. Es gibt jedoch die Verknüpfung zu einer Laborvariante [29, 36]. Stellt der Laborinhaber fest, dass sich die Fräsanlage nicht rechnet, wird er versuchen, Kollegen zu überzeugen, bei ihm produzieren zu lassen, um die Maschine auszulasten.

Das Dentallabor wandelt sich zu einem Produktionszentrum. Kennzeichnend für eine zentrale Produktion ist, dass es verschiedene Datenströme auf diese Produktionsanlage gibt und die Werkstücke nach der Produktion an verschiedene Stellen gehen. Das industrielle Produktionszentrum ist ein weiteres Beispiel für die zentrale Produktion.

Typischerweise gibt es hier mehrere Produktionsanlagen, aber auch unterschiedliche Produktionsarten, zum Beispiel eine SLM-Anlage und mehrere Fräsen. Die hohe Auslastung macht eine große Variation von Produktionsverfahren und Materialien möglich. Das dentale Fräszentrum mit eventuell einer Fräsanlage kann zwar auch eine Vielzahl von Materialien anbieten, allerdings nicht mehr auf einer wirtschaftlichen Basis, da bei jedem Materialwechsel hohe Rüstzeiten entstehen. Die Anlage muss jedes Mal gesäubert und neu eingestellt sowie bestückt werden.

Bei industriellen Produktionszentren gilt meist das „ein Material/eine Maschine-Prinzip“.

Auch gibt es Rückfallpositionen für den Fall, dass eine Maschine ausfällt. Im Hinblick auf die Wirtschaftlichkeit ist die Lebensdauer der Fräsanlage wichtig. Innerhalb von drei bis fünf Jahren sollte sie sich gerechnet haben, da sie in der Regel dann zerschlissen und veraltet ist. Derzeit werden diskontinuierlich arbeitende Systeme verwendet. Das heißt, der Fräsvorgang hört erst auf, wenn das Fräsblank aufgebraucht ist. Interessanter sind sicherlich kontinuierlich arbeitende Systeme. Dies sind Produktionsanlagen, die endlos produzieren können, da ihnen ohne Unterbrechung Material zugeführt wird. Aber wie soll die Produktion ablaufen? Additiv oder subtraktiv? Additiv bedeutet in diesem Zusammenhang der lagenweise Schichtaufbau eines Objekts (Abb. 11). Die additiven Produktionsverfahren gehören zur Familie der RP-Verfahren (rapid prototyping). Stereolithographische Verfahren werden in der Implantologie [37, 38] und zur Herstellung von Modellgussprothesen (siehe auch CAD/Cast-Verfahren) [39] angewandt. Auch zur Herstellung von Modellen aus Kunststoff kann diese Technologie verwendet werden [40] (Abb. 12).

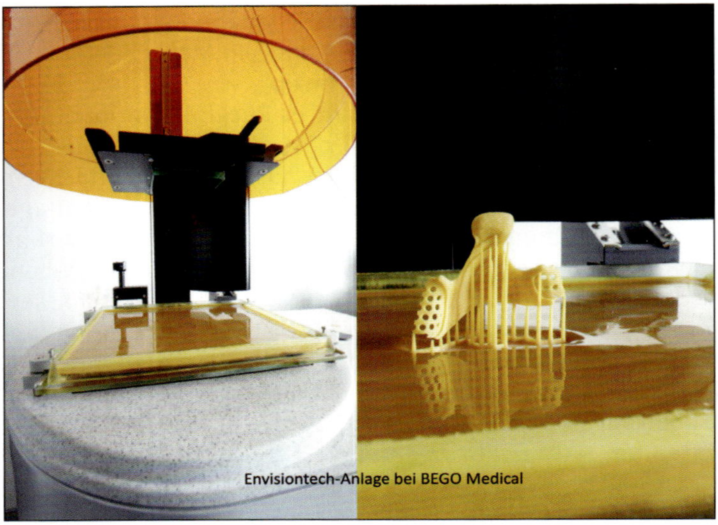

Abb. 12
Stereolithograph

CAD/Cast-Verfahren

Für das CAD/Cast-Verfahren dienen stereolithograpische Verfahren zur Herstellung von digital modellierten Gerüsten. Die Kunststoff-Modellationen können eingebettet und konventionell gegossen werden.
Diese Methode ist für die Kronen- und Brücken- (Abb. 13) sowie für die Modellgusstechnik (Abb. 14) geeignet [39, 41-43].
Bei den stereolithographischen Verfahren werden lichthärtende Kunststoffe mithilfe von Lichtmasken oder Laserstrahlen lagenweise ausgehärtet. Hier gibt es mehrere Möglichkeiten. Bei den Kunststoffen handelt es sich meist um Elastomere (leicht vernetzte Kunststoffe) oder Duromere (stark vernetzte Kunststoffe). Unter Vernetzung ist die Verbindung zwischen einzelnen Polymersträngen zu verstehen. Sie verhindern so, dass Polymermoleküle aneinander vorbei gleiten. Dies ist nötig, um eine gewisse Festigkeit der Objekte zu erzielen. Füllstoffe können in dieser Technologie nicht bzw. in nur sehr begrenztem Rahmen verwendet werden.
Nachteilig ist die Verarbeitung von Duromeren, wenn der Kunststoff ausgebrannt werden soll (siehe CAD/Cast-Verfahren). Die Kunststoffe expandieren erst bevor sie sich zersetzen. Dies stellt die Einbettmassen vor große Herausforderungen. Es kann zum Platzen der Muffeln kommen. Eine Möglichkeit, dies zu verhindern, sind ausgeklügelte Temperaturprogramme für das Ausbrennen. Andererseits lässt sich auch der Kunststoffauftrag oder dessen Zusammensetzung optimieren. Für die CAD/Cast-Technik bietet sich eine neu entwickelte Einbettmasse (CADVestzero von BEGO) an.

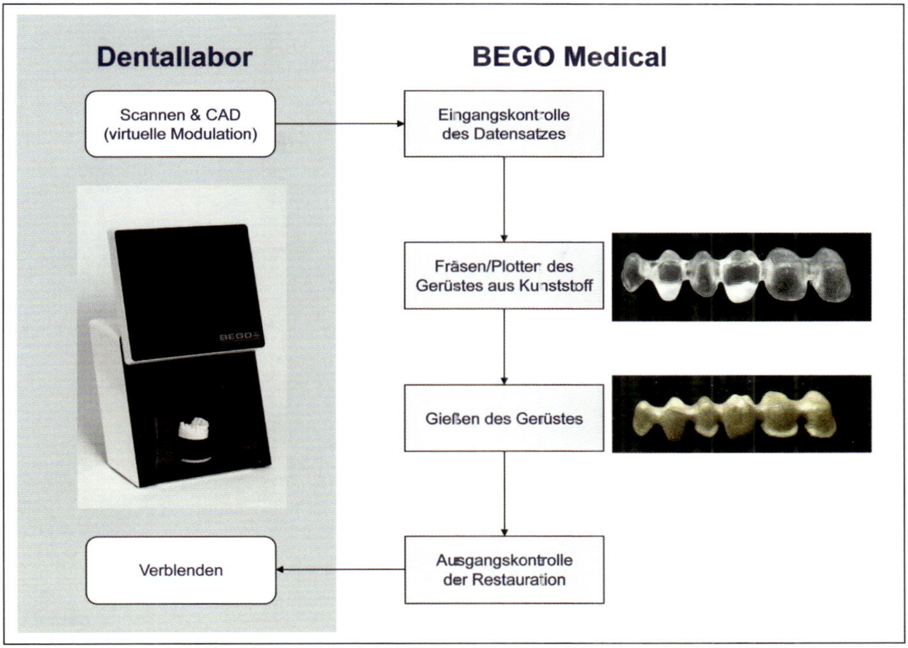

Abb. 13 CAD/Cast-Verfahren für die Herstellung von Kronen und Brücken

Bei der digitalen Modellation kann die Expansion rechnerisch integriert werden. Die Einbettmasse benötigt somit keine Expansion mehr. Dem Zahntechniker droht keine Silikose, und das Mischen erfolgt problemlos. Der Zahntechniker muss nicht mehr auf die Konzentrationen der Einbettmassenflüssigkeit achten, da die Einbettmasse keine Expansion aufweist. Als Produkt des CAD/Cast-Verfahrens kann der Zahntechniker das Kunststoffteil zum Gießen im Labor oder das fertig gegossene und ausgearbeitete Metallgerüst erhalten. Hier gibt es unterschiedliche Möglichkeiten, die vom Verkaufsmodell des Herstellers abhängig sind.

SLM-Verfahren

Eine additive Methode zur Verarbeitung von Metallen ist das SLM-Verfahren (selective laser melting). Dieses Verfahren stammt aus der Familie der RP-Verfahren (rapid prototyping) [44, 45] und wurde 2001 von der Firma Bego in die Zahntechnik eingeführt. Materialien waren eine aufbrennfähige hochgoldhaltige Legierung (Bio PontoStar ++), eine aufbrennfähige Cobalt-Chrom-Legierung (Wirobond C+) sowie Titan (BegoTitan Gr. 2). Mittlerweile gibt es für diese Produktionsart nur noch das Wirobond C+. Auch beim SLM-Verfahren folgt nach dem Scannen der CAD-Schritt. Danach wird der stl-Datensatz an eine Produktionsmaschine übermittelt (Abb. 15). Hier wird der Datensatz in eine Vielzahl von Scheiben geschnitten (Slice-Process, slice, zu Deutsch Scheibe). Für die Produktion wird nun eine erste Lage Pulver auf eine absenkbare Plattform gebracht. Gemäß dem ersten Datensatz werden dann mithilfe eines Laserstrahls zunächst die Konturen der Objekte und anschließend das Innere verfestigt (Hatch-Prozess).

Sind alle Flächen verarbeitet, wird die Bauplattform um die Dicke der nächsten Scheibe abgesenkt und erneut eine Pulverschicht aufgebracht. Der Prozess wiederholt sich nun so lange, bis alle Objekte fertig gebaut sind (Abb. 16). Auf der Produktionsplattform finden – je nach Maschinentyp – mehrere Dutzend bis hunderte Objekte Platz. Ein Produktionszyklus dauert in Abhängigkeit der zu bauenden Teile und deren Höhe wenige Stunden.

Wird eine Vielzahl von Objekten gebaut – wie in diesem Fall –, ist die Bauzeit pro Einheit sehr niedrig. Nicht verwendetes Pulver kann wiederverwendet werden. Da die Stützsysteme nur sehr wenig Material beanspruchen, ist der anfallende Verlust (durch Verschleifen der Stützen) gering. Das SLM-Verfahren arbeitet insgesamt sehr wirtschaftlich und hat sich fest etabliert. Durch geeignete Verfahrensparameter und nachfolgende Temperschritte ist die Passung der des Dentalgusses mindestens ebenbürtig. Der Randspalt liegt im Bereich des traditionellen Gusses [63].

Die werkstoffkundlichen Eigenschaften von SLM-gefertigten Prüfkörpern sind besser als die Eigenschaften eines Gusses [64]: Aufgrund des feinkörnigeren Gefüges und der schonenderen Materialbehandlung zeigen sich niedrigere Korrosionsraten und höhere Festigkeiten bei chemisch identischer Zusammensetzung.

Klinische Studien von mit SLM-gefertigten Kronen zeigten durchweg positive Ergebnisse [53, 65]. Mit dem SLM-Verfahren lassen sich Kronen und Brücken jeglicher Spannweite herstellen (Abb. 17).

Aufgrund der hügeligen Struktur (bedingt durch den SLM-Prozess) eignen sich die Objekte nicht für Anwendungen, die einer hohen Präzision bedürfen, zum Beispiel Abutments.

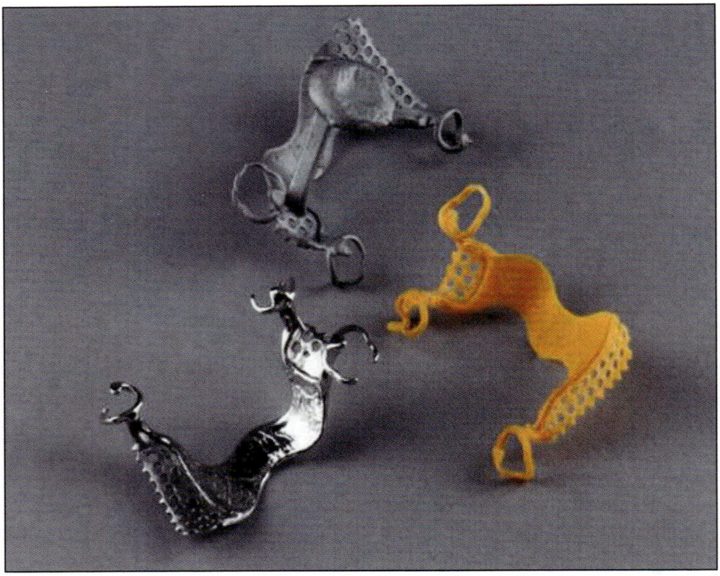

Abb. 14 Modellgüsse nach CAD/Cast-Verfahren

Hier sollte auf andere Verfahren, beispielsweise das Fräsverfahren, ausgewichen werden.
Neben diversen Metallen können auch Kunststoffe und neuerdings auch Keramiken [66] mittels der SLM-Technik bearbeitet bzw. produziert werden. Auch wenn die keramischen Bauteile noch nicht serienreif sind, lässt sich ein gewisses Potenzial erahnen (Abb. 18). Weitere mögliche Anwendungen der SLM-Technik liegen in der Produktion von porösen Bauteilen oder speziellen Beschichtungen.
Besonders die Implantologie bietet hier ein großes Entwicklungsfeld an. Durch poröse Oberflächen könnte das Anwachsen von Knochen gesteuert werden.

Galvanisches Abscheiden

Das galvanische oder elektrophoretische Abscheiden sind weitere Methoden zur Produktion von Gerüsten. Bei der Elektrophorese, einem bekannten Schlickerverfahren, werden Partikel mit einer Ladung versehen und abgeschieden. Dies können Keramik-, aber auch Metallpartikel sein.
Die elektrophoretische Herstellung von Gerüsten ist möglich, aber bislang nicht praxisgerecht umgesetzt. Nach der Abscheidung müssen die Objekte gesintert werden. Bei Keramiken ist dies problemlos möglich. Legierungen zeigen hier jedoch Schwierigkeiten, besonders EMF-Legierungen bereiten Probleme.

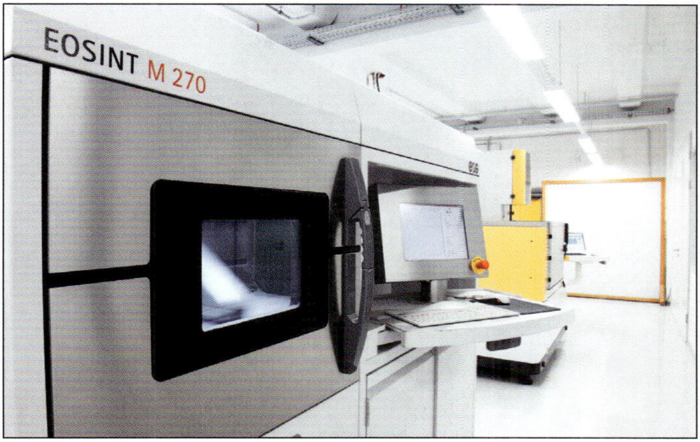

Abb. 15 SLM-Maschine der neuesten Generation

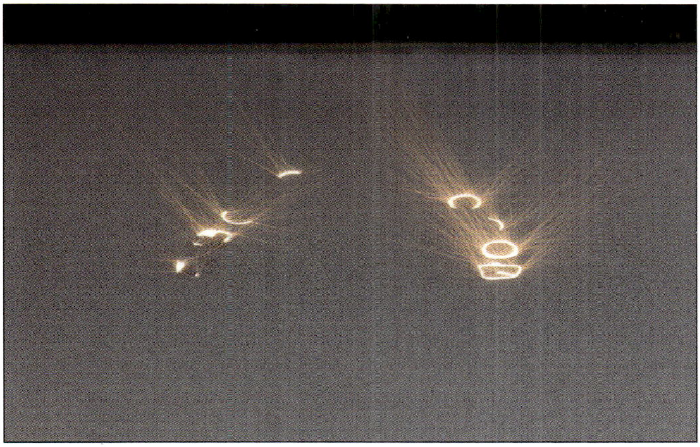

Abb. 16 Ein Laserstrahl umfährt zuerst die Konturen der zu produzierenden Objekte. Danach werden die innenliegenden Flächen verfestigt und anschließend eine neue Pulverschicht aufgetragen

Bei EMF-Legierungen kommt es beim Sinterprozess zu einer Oxidation der Legierungspartikel, die dann nicht mehr zusammensintern können, da die Oxide als Trennschicht wirken. Das Resultat sind porige Gefüge, die mechanisch nicht ausreichend stabil sind. Auch der Einsatz von Argon kann dies nicht verhindern. Daher ist das Sintern von EMF-Legierungen unter Bedingungen, wie sie in einem Dentallabor herrschen, sehr kritisch zu sehen.

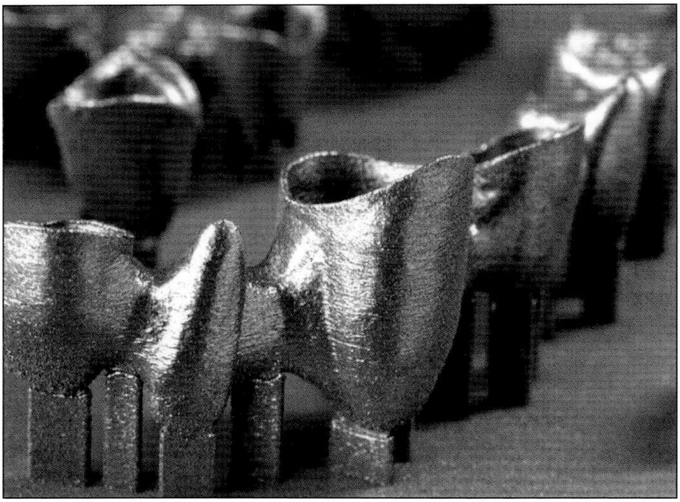

Abb. 17 Gefertigte Brückengerüste direkt nach der SLM-Produktion

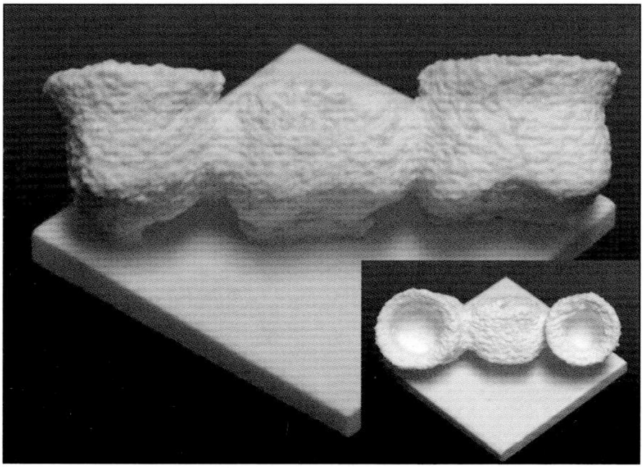

Abb. 18 Experimentelle Brückengerüste direkt nach der SLM-Produktion aus modifiziertem Zirkoniumdioxid

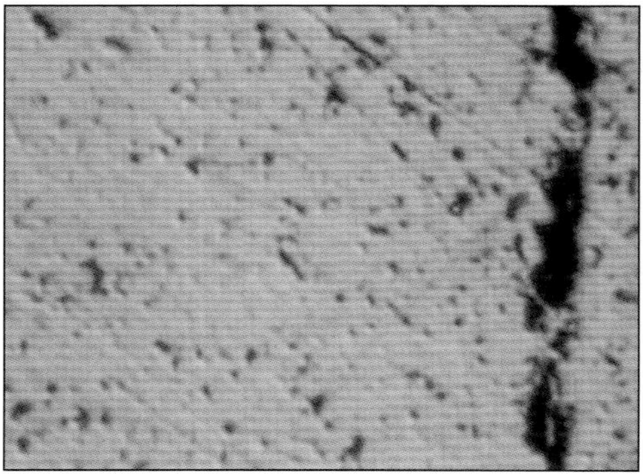

Abb. 19 Schliffbild einer elektrophoretisch abgeschiedenen und anschließend unter Argon-Atmosphäre gesinterten Krone aus einer Cobalt-Chrom-Legierung

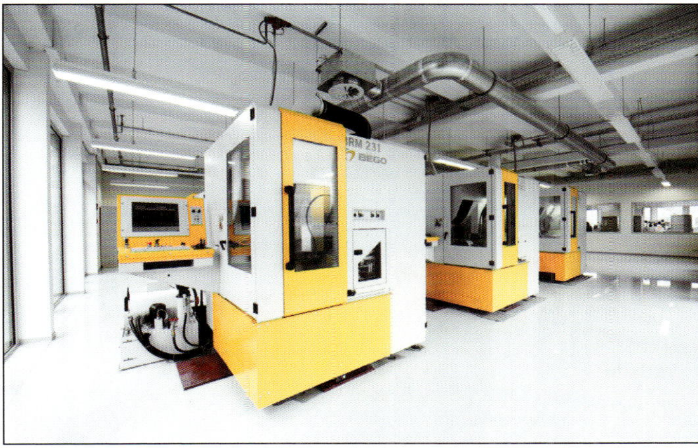

Abb. 20 Produktionszentrum BEGO Medical mit Fräsmaschinen zur subtraktiven Bearbeitung von Keramiken, Metallen und Kunststoffen

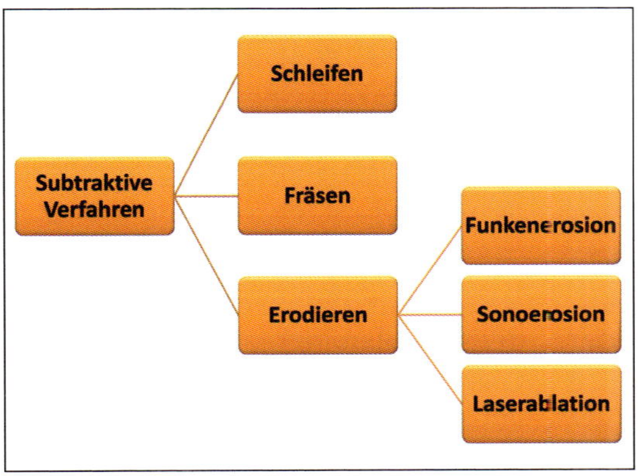

Abb. 21 Subtraktiv arbeitende Systeme

Subtraktive Verfahren

Bei den subtraktiven Verfahren wird Material abgetragen (Abb. 21). Dies ist vergleichbar mit einem Bildhauer, der eine Figur entstehen lässt, indem er einen Stein formgerecht bearbeitet. In der Zahntechnik ist der Stein der Keramikblock, aus welchem das Gerüst herausgefräst wird. Bei beiden Verfahren wird der größte Teil des Materials verworfen. Dies ist ein Nachteil der subtraktiven Verfahren.

Die Wirtschaftlichkeit ist nur gegeben, wenn das Material sehr preiswert ist oder aber die erreichbare Präzision nicht anders erreicht werden kann. Man unterscheidet das Schleifen, Fräsen und Erodieren von Materialien. Beim Schleifen wird von Werkzeugen mit undefinierten Schneidkanten Material abgetragen, während beim Fräsen Schneidkanten bekannter Geometrien verwendet werden. Beim Erodieren wird durch Anlegen einer elektrischen Spannung Material abgetragen.

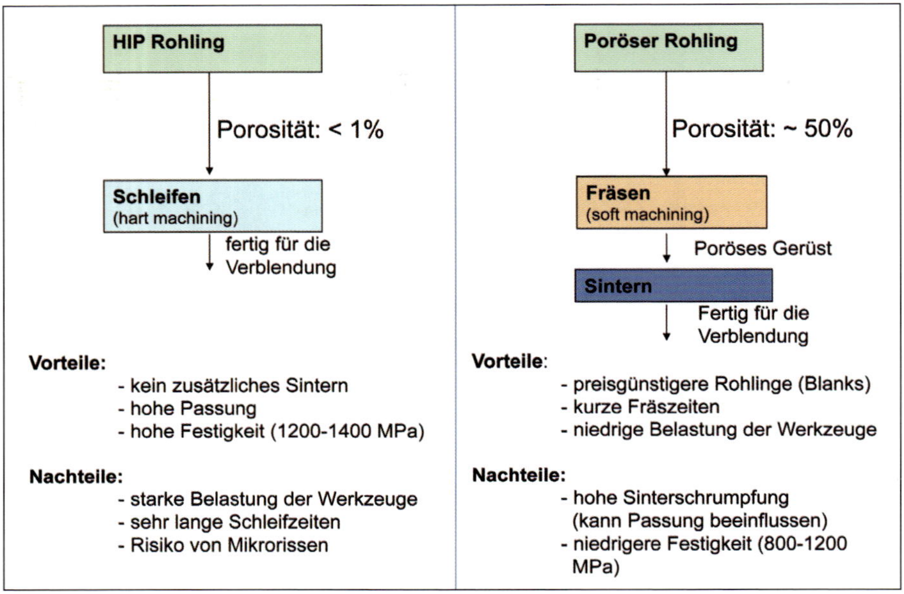

Abb. 22 Gegenüberstellung des Schleifens von gehiptem Material und dem Fräsen von Weißlingen

Prinzipiell können auch andere Energiequellen wie Laserstrahlen oder Schallwellen verwendet werden. Um wirtschaftlich zu arbeiten, muss der Schleif- oder Fräsprozess optimiert werden. Durch Schleifen oder Fräsen kann eine hohe Präzision erreicht werden. Das Schleifen wurde für die Produktion von Keramik [67] und gehiptem Zirkoniumdioxid [68] verwendet. Derzeit hat sich jedoch die Frästechnik bei der Verarbeitung von Zirkoniumdioxid im Weiß-Zustand (Weißlinge) durchgesetzt. Der Grund: die leichtere Verarbeitung der Weißlinge.
Daraus resultieren dann wieder längere Standzeiten der Werkzeuge (Abb. 22). Auch Metalle können frästechnisch verarbeitet werden. Dies ist sinnvoll, wenn eine hohe Präzision gefordert ist. Allerdings fällt etwa 80 bis 90 Prozent Material-Abfall an. Bei den derzeitigen Edelmetallpreisen können somit relativ schnell beachtliche Beträge zusammen kommen.

Die Frässcheiben aus Metall (Abb. 23) können auf verschiedene Art und Weise produziert werden:

■ Gusstechnisch

• Es wird ein langer Barren (Ingot) gegossen, aus dem dann die Scheiben der gewünschten Höhe herausgetrennt werden.
• Es werden die Scheiben einzeln in den gewünschten Abmessungen gegossen.

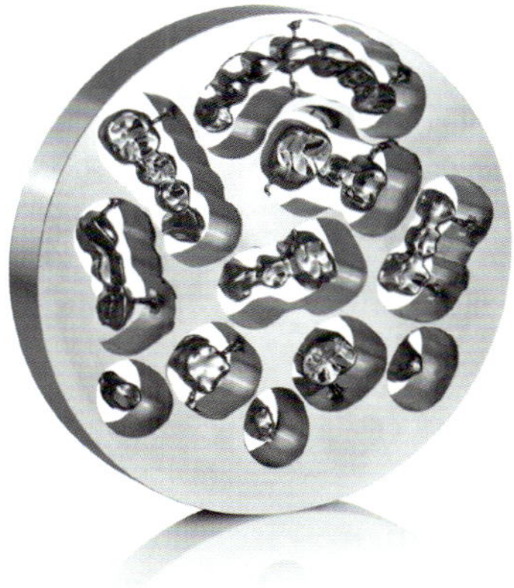

Abb. 23 **Frässcheibe (Rohling, Blank) einer Cobalt-Chrom-Legierung (Wirobond MI+/BEGO Medical)**

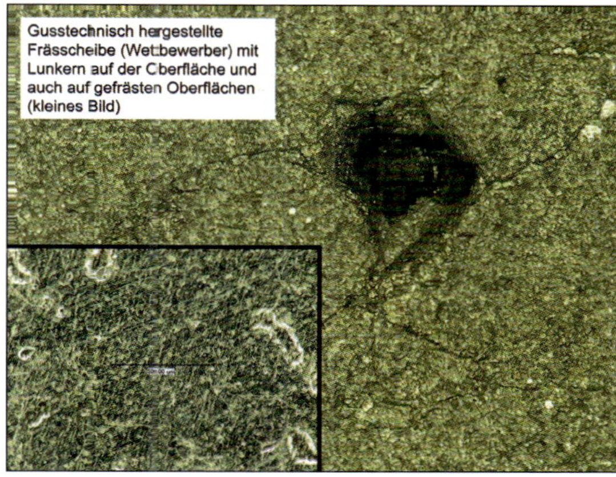

Abb. 24 **Fehlstellen auf einer Cobalt-Chrom-Frässcheibe, die gusstechnisch und ohne nachfolgende Verdichtung produziert wurde**

- Pulvermetallurgisch
Pulver wird verpresst und gesintert, dann werden die Scheiben der gewünschten Höhe herausgeschnitten.
- HIP-Prozess
Es kann ein nachträgliches Verdichten durch hohe Drücke erfolgen, unabhängig davon, ob die Frässcheibe gusstechnisch oder pulvermetallurgisch hergestellt worden ist.

Die gegossenen Scheiben, die nicht nachträglich verdichtet werden, sind in der Regel die preisgünstigsten Halbzeuge. Allerdings besteht hier die Gefahr von Lunkern. Wird nachträglich verdichtet, oftmals bei gegossenen und in aller Regel bei den pulvermetallurgisch hergestellten Frässcheiben, sind keine Porositäten zu beobachten, das heißt, das Material ist zu über 99 Prozent poren-/lunkerfrei. Im Rahmen eines Wettbewerb-Vergleichs wurden verschiedene Frässcheiben anonym im Handel eingekauft und verglichen. Bei Frässcheiben, die lediglich gegossen, aber nicht nachverdichtet wurden, zeigten sich öfters Fehlstellen – dargestellt ist ein extremes Beispiel (Abb. 24). Wie schon erwähnt, ergibt Schleifen oder Fräsen eine hohe Präzision. Daher werden vorzugsweise Restaurationen für die Implantat-Prothetik so hergestellt. Frästechnisch hergestellte Arbeiten aus Wirobond MI+, die Abutments beinhalten, dürfen nicht gelötet oder keramisch verblendet werden.
Die dabei entstehenden Oxidschichten können nur mechanisch entfernt werden, was die Passung der Abutments zerstören würde. Konventionelle Kronen und Brückengerüste aus gefrästem Wirobond MI+ können dagegen wie gewohnt mit herkömmlichen Keramiken verblendet werden.

Der Grund: Beim Aufbrennen oder Löten wird die Legierungsoberfläche oxidiert. Die Oxidschicht muss zwingend entfernt werden, da sie die Ionenabgabe stark erhöht und durch ihre Porosität eine Heimstätte für Bakterien darstellt, die nie mehr desinfiziert werden kann und somit eine Implantitis begünstigt. Auch ist die Oxidschicht mechanisch schwach, so dass sich auf Dauer das Abutment lösen wird. Im Falle einer Kobalt-Chrom-Legierung lässt sich die Oxidschicht nur mechanisch entfernen. Geschieht dies, wird aber die notwendige Passung zwischen dem Abutment und dem Implantat unwiderruflich zerstört.
Bei den pulvermetallurgisch hergestellten Frässcheiben lassen sich höhere Festigkeiten erreichen als bei den gegossenen. Durch geeignete Temperaturprogramme können die Festigkeiten über einen weiten Bereich eingestellt werden.
Ein weiterer Ansatz bei den metallischen Frässcheiben ist es, analog zum Zirkon, Grünlinge zu verarbeiten. Es wird vermutet, dass das Fräsen dieser porösen (mit Wachs gefüllten) Scheiben leichter ist als das Fräsen des massiven Materials. Dies klingt erst einmal plausibel, jedoch muss nachgewiesen werden, dass der Abrieb die Schneiden der Fräswerkzeuge nicht übermäßig beansprucht.
Die Wirtschaftlichkeit muss, wie bei allen anderen Prozessen auch, kritisch hinterfragt werden. Auch der notwendige, sich dem Fräsen anschließende Sinterprozess erscheint kritisch. Wie schon beim elektrophoretischen Abscheiden von Legierungen ist ein Sinterprozess nötig, um das poröse Material in ein kompaktes zu überführen. In Abbildung 19 ist das Ergebnis eines vom Hersteller (Wettbewerber von Bego) gesinterten Kobalt-Chrom-Käppchens nach elektrophoretischer Abscheidung gezeigt, welches viele und große Poren aufweist. Wird diese Hürde nicht genommen, ist davon auszugehen, dass das Material den Kaukräften nicht widerstehen wird.

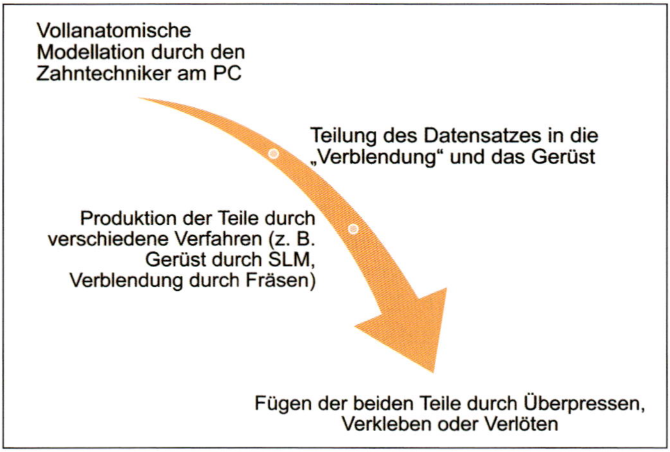

Abb. 25 Produktion eines Gerüstes nebst dazugehöriger Verblendung aus einem Datensatz

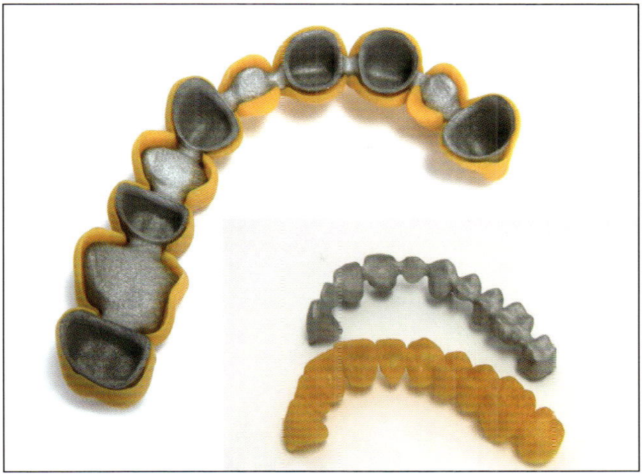

Abb. 26 Das Metallgerüst wurde mithilfe der SLM-Technologie aus einer Cobalt-Chrom-Legierung (Wirobond C+) produziert; das Kunststoffgerüst für die noch einzubettende und durch Überpressen herzustellende Verblendung wurde stereolithographisch hergestellt

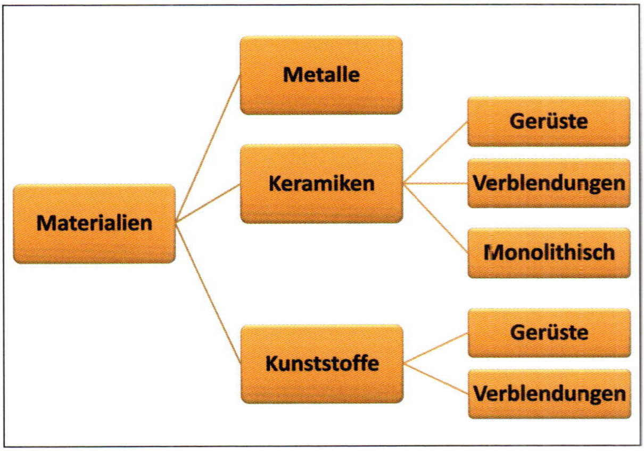

Abb. 27 Praktisch alle Materialgruppen (Metalle, Keramiken und Kunststoffe) können mithilfe von CAD/CAM-Systemen für Gerüste und Verblendungen verarbeitet werden

Funkenerodieren

Das Funkenerodieren ist ein bekanntes subtraktiv arbeitendes Verfahren (siehe Abb. 21) zur Bearbeitung von Metallen in der Dentaltechnik [70-72]. Es findet vornehmlich Anwendung in der Titanverarbeitung. Das Erodieren mit Schallwellen oder gepulsten Laserstrahlen ist denkbar, aber in der Zahntechnik noch nicht etabliert.

Kombinationen

Die Kombination verschiedener Produktionsarten ist durchaus denkbar und wird auch schon durchgeführt. Ein Anwendungsbeispiel ist die digitale Verblendung. Hier werden Gerüste und deren Verblendung zeitgleich hergestellt. Eine Vollguss-Modellation wird von dem CAD-Programm so bearbeitet, dass es die vollanatomische Modellation gleichmäßig reduziert.

Material	Produktion durch	Produkte	
Metall	SLM	Wirobond® C+	
	Fräsen	Wirobond® MI+ BEGO Titan Gr. 4 BEGO Titan Gr. 5	
	CAD/Cast®	Bio PontoStar® Bio PontoStar® XL BegoStar® BegoPal® 300 Wiron® 99	Für die Verblendung mit normal expandierenden Keramiken
		Bio PlatinLloyd® Pontonorm AuroLloyd® KF ECO d'OR Wirobond® LFC	Für die Verblendung mit hoch expandierenden Keramiken (LFC-Massen)
Keramik	Fräsen	BeCe® CAD Zirkon + BeCe® CAD Zirkon HT+ BeCe® CAD Zirkon XH IPS e.max®	
Kunststoff	Fräsen Stereolithographisch	BeCe® Temp BeCe® Wax up	

Tab 1. Beispiel: Welche Materialien sich mit welchen Fertigungsverfahren verarbeiten lassen

Das subtrahierte Volumen wird als Datensatz gespeichert und stellt die spätere Verblendung dar. Das restliche Volumen ist das Gerüst.

Nun können Gerüst und Verblendung getrennt voneinander, eventuell auch mit gänzlich anderen Methoden, produziert werden. Die Arbeit kann digital in das Gerüst und die Verblendung geteilt werden. Das Gerüst wird via SLM produziert. Die Verblendung wird sterolithographisch hergestellt und zusammen mit dem Gerüst eingebettet. Der Kunststoff wird ausgebrannt und anschließend wird die Keramik in den entstandenen Hohlraum gepresst. Stereolithographie meint das lagenweise Polymerisieren von Kunststoffen. Das fertige Gerüst mit dem dazugehörigen Kunststoffteil geht anschließend an das Dentallabor (Abb. 25, 26). Dort muss das Gerüst mit Opaker versehen werden, bevor das Kunststoffteil aufgesteckt wird. Nach dem Einbetten kann es mit Keramik überpresst werden. Keramikfirmen gehen dabei andere Wege: Das Gerüst und die Verblendung werden getrennt gefräst und dann entweder verklebt oder verlötet.

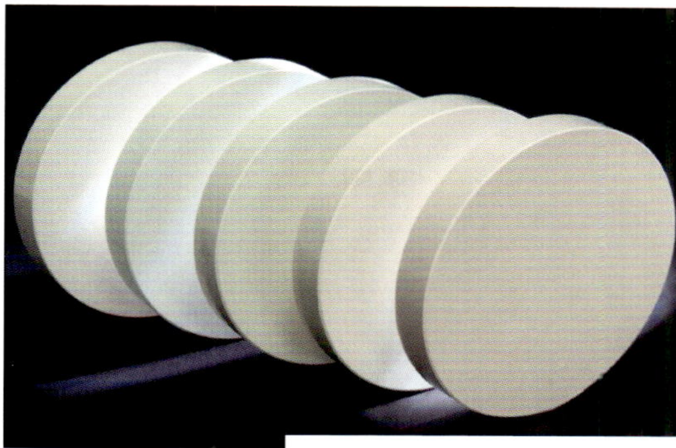

Abb. 28 Durchgefärbte Frässcheiben aus Zirkon

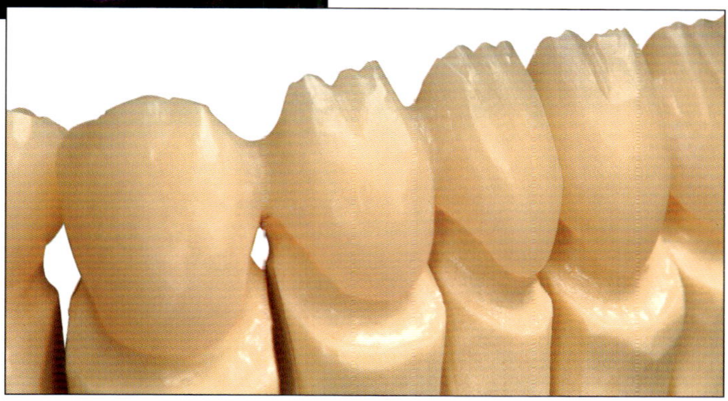

Abb. 29 Schweiger-Krone

Bei allen drei Techniken wird die Verblendung aufgesteckt, das Metallgerüst nicht vollständig mit Keramik umschlossen.

Materialien

Anfänglich wurde CAD/CAM mit dem Schleifen von Zirkoniumdioxid gleichgesetzt. Dabei wurde übersehen, dass die Metallverarbeitung (hauptsächlich Titan) schon früher mit (dentalen) CAD/CAM-Systemen stattgefunden hat. Heute wird eine Vielzahl von unterschiedlichen Materialien via CAD/CAM verarbeitet. Die Tabelle mit dem Materialangebot der Firma Bego Medical zeigt beispielhaft, dass sich unterschiedliche Metalle, Keramiken und Kunststoffe mithilfe von CAD/CAM verarbeiten lassen. Bei den Metallen kann die gesamte aus der Gusstechnik bekannte Palette von Edelmetall- und edelmetallfreien Legierungen verarbeitet werden. Bei Titan können gusstechnische Komplikationen – die Bildung einer Reaktionsschicht (Reaktion zwischen der Einbettmasse und der Titanschmelze, der sogenannte a-case [73-75] – ausgeschlossen werden.

Durch pulvermetallurgisch hergestellte Halbzeuge (Frässcheiben, Pulver für das SLM-Verfahren) können auch die Materialeigenschaften hinsichtlich der Mechanik und der chemischen Eigenschaften optimiert werden.

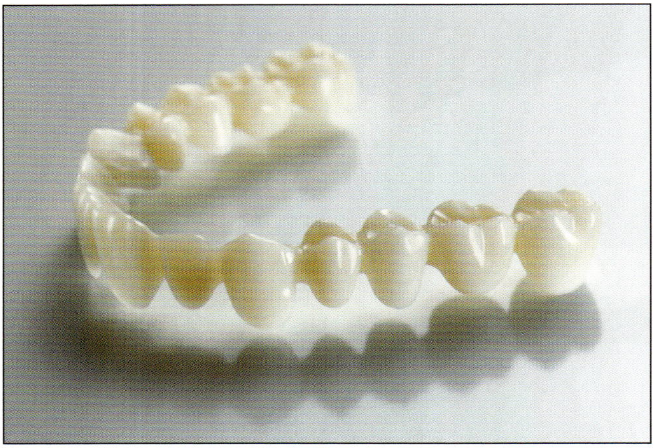

Abb. 30 Provisorische Brücke aus gefrästem Kunststoff

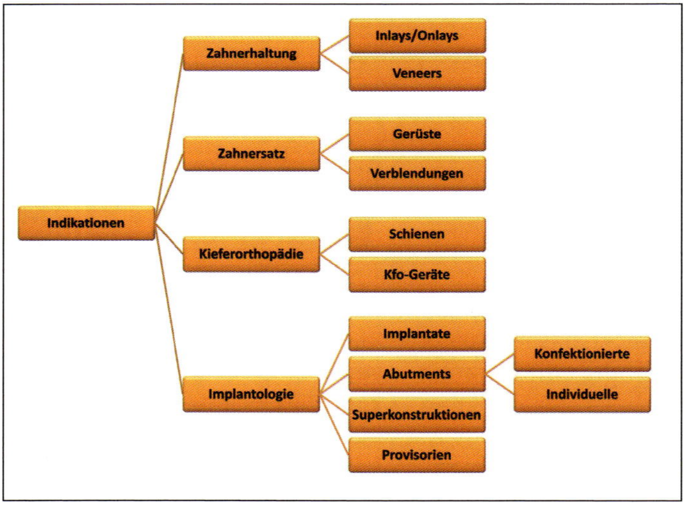

Abb. 31 Mögliche Indikationen für die CAD/CAM-Fertigung

Es scheint derzeit nicht wahrscheinlich, dass Metalle vollständig durch Keramiken und Kunststoffe verdrängt werden. Zu groß ist die Indikationsbreite. Es ist damit zu rechnen, dass neue Legierungen entwickelt werden, die auf die neuen Fertigungsverfahren hin optimiert sind. Bei den Keramiken muss zwischen Gerüst-, Verblend- und monolithischen Materialien unterschieden werden, wobei sich Gerüstkeramiken in der Regel als monolithische Keramiken verwenden lassen. Bei den Gerüstkeramiken ist das Zirkon von größter Bedeutung. Korrekterweise sollte man vom Yttriumoxid-teilstabi-

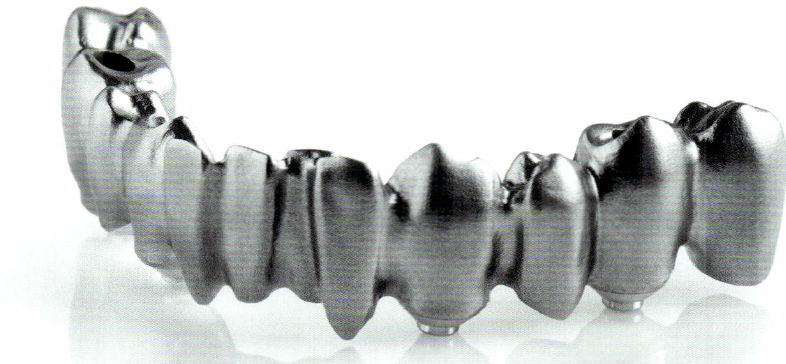

Abb. 32 Mögliche Indikationen für die CAD/CAM-Fertigung: gefräste implantatgetragene Brücke (Toronto-Bridge)

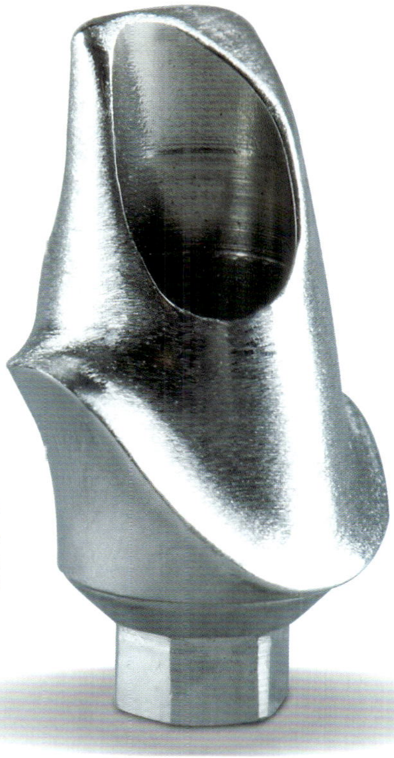

Abb. 33 Individuelles Abutment. Denkbar sind Materialien wie Titan, Titan- oder Kobalt-Chrom-Legierungen, Keramiken oder Kunststoffe

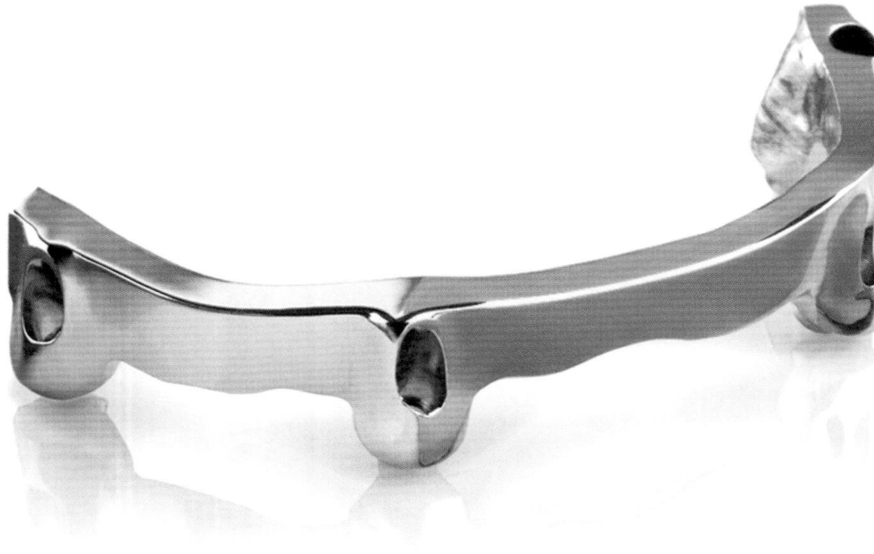

Abb. 34 Individueller Steg aus einer Titan-Legierung

lisierten-Zirkoniumdioxid [21,76, 77] sprechen. Dies ist natürlich im Laboralltag viel zu sperrig. Es sollte einem jedoch bewusst sein, dass der Begriff Zirkon das Material völlig falsch beschreibt!

Für den ästhetischen Eindruck ist es günstig, wenn das Gerüst in verschiedenen Farben vorliegt. Die Einfärbung nimmt entweder der Hersteller vor (Abb. 28), so dass das ganze Material homogen durchgefärbt ist, oder der Anwender kann durch Infiltration von Farblösung die Farbe selbst bestimmen. Hier besteht jedoch die Gefahr, dass die Einfärbung nicht homogen, sondern scheckig und somit nicht reproduzierbar ist. Allerdings kann man unterschiedlich (industriell) eingefärbte Fräsblanks verwenden, um einen verbesserten optischen Eindruck zu erhalten. Diese Farbschichtungen werden im Allgemeinen durch den Hersteller vorgenommen. Durch geschickte Platzierung des zu fräsenden Objektes in dem Fräsblank kann die Inzisalkante in einen hochtransparenten Bereich gelegt werden.

Ein weiterer derzeitiger Trend ist die Verwendung monolithischer Werkstoffe. Das bedeutet, dass die Restauration aus nur einem Material besteht, welches entweder so belassen oder mittels Maltechniken ästhetisch optimiert wird. Verwendet werden kann auch Zirkon [78, 79]. Inwieweit sich dieser Trend fortsetzt, wird sich zeigen. Beim Zirkon sollten die Abrasionen des Antagonisten beobachtet werden und/oder ob es zu Problemen mit dem

Kiefergelenk kommt. Dies kann besonders dann vorkommen, wenn zwei Restaurationen aus monolithischen Materialien als Antagonisten aufeinandertreffen. Zwischenschritt zwischen der klassischen Technik, dem schichtweisen Verblenden von Gerüsten und den monolithischen Materialien ist die Schweiger-Krone.

Hier wird eine vollanatomische Modellation geringfügig zurückgenommen und das so reduzierte Gerüst gefertigt. Der Zahntechniker kann dann die Schneide individuell schichten und so den ästhetischen Eindruck stark verbessern.

Kunststoffe lassen sich vielfältig in der CAD/CAM-Technologie verwenden. Aus ihnen können Modelle, Gerüste, Schienen/Schablonen oder Verblendungen sowie Interimsversorgungen hergestellt werden.

Diese Werkstoffgruppe dürfte noch das höchste Entwicklungspotenzial haben. Neben möglichen Verfärbungen sind vor allem das Abrasionsverhalten und die Löslichkeit von Interesse. Die Abrasion bei Kunststoffen stellt sich zunächst einmal als Nachteil dar. Kunststoffverblendungen könnten eine sinnvolle Alternative sein.

Chipping von Kunststoffverblendungen tritt in der Regel nicht auf. Außerdem kann eine Kunststoffverblendung auch beim Patienten in der Mundhöhle repariert werden.

Indikationen

In der Zahnersatzkunde (Prothetik) ist die Produktion von Gerüsten für Kronen und Brücken Stand der Technik. Diese können komplett, teilweise oder nicht verblendet sein. Auch Prothesen lassen sich via CAD/CAM herstellen.

So könnte man sich das Farb-3D-Plotten von Prothesen, inklusive Zahnfleischmaske und Zähnen (rote und weiße Ästhetik), vorstellen.

Als Grundlage für Kronen und Brücken können natürliche (Zähne), künstliche (Implantate, siehe Abb. 32) oder eine Mischung aus beiden Pfeilern dienen.

Die Implantologie ist neben der CAD/CAM-Technologie sicherlich der am stärksten wachsende Bereich der Zahnheilkunde.

Hier sind es individuelle Abutments (Abb. 33) aus den unterschiedlichen Materialien, die derzeit im Fokus stehen.

Auch individuelle Stege (Abb. 34) sind, je nach Markt, von Wichtigkeit. Durch die beschriebenen bildgebenden Verfahren, die Möglichkeiten der modernen CAD-Software sowie die innovativen Fertigungstechnologien können die Anzahl der Zahnarztbesuche für den Patienten und dadurch auch Kosten reduziert werden.

Denkbar wären auch individuelle Implantate, die auch noch unterschiedliche Porositäten (zum Einwachsen von Knochenzellen) und/oder Beschichtungen aufweisen könnten.

In der konservierenden Zahnheilkunde (Zahnerhaltung) ist die Produktion von Inlays und Onlays Stand der Technik. Mit den neuen Materialien und Fertigungstechniken wird auch die Produktion von Veneers möglich sein. Ebenfalls könnte man sich die Verwendung farblich geschichteter Materialien vorstellen.

Der Farb-3D-Druck erscheint nicht unwahrscheinlich.
Auch die Kieferorthopädie wird von den CAD/CAM-Systemen profitieren. Neben einer sehr detaillierten Planung können innen liegende Brackets aus den unterschiedlichsten Materialien mit verschiedenen Fertigungsmethoden produziert werden.

Ausblick

Unabhängig von der technischen Entwicklung wird sich der Dentalmarkt durch die demographische Entwicklung verändern.
Dies betrifft die Patienten, aber auch die Struktur der Zahnarztpraxen und Dentallabors sowie der Dentalindustrie. Fakt ist: Die Anzahl der Studentinnen der Zahnmedizin nimmt stetig zu. Zahnärztinnen möchten aber tendenziell keine eigene Praxis führen. Um Beruf und Familie stärker zu vereinbaren, streben sie öfter ein Angestelltenverhältnis oder die Gründung von Gemeinschaftspraxen an.
Somit ändert sich die Struktur der „typischen" Zahnarztpraxis. So ist die Rolle von Praxislabors und deren Bedeutung in Dentalkliniken/Dentalzentren zu diskutieren. Die gewerblichen Dentallabors stehen durch die politischen Vorgaben, der zuvor skizzierten Veränderung der Zahnarztpraxen, dem preiswerten Zahnersatz aus dem Ausland aber auch durch die zunehmende Industrialisierung stark unter Druck. Nicht nur die Situation der Zahnärzte und Zahntechniker ist im Wandel begriffen.

Auch die Dentalindustrie durchlebt tiefgreifende Veränderungen. Welche Firma bietet nicht in irgendeiner Weise eine CAD/CAM-Lösung an?
Wer hier nicht mit der Zeit geht, geht mit der Zeit.
Die Gretchenfrage ist, welche Produktionsart sich durchsetzt: Zentral oder dezentral? Werden beide Welten nebeneinander existieren und sich ergänzen?
Wie positioniert sich ein Unternehmen?
Wie groß wird die Rolle der konventionellen Zahntechnik zukünftig sein?
Bildgebende Verfahren werden zunehmend Einzug in den dentalen Alltag halten.
Aber verdrängen die neuen Verfahren die alten oder ergänzen sie diese? Ist eine zusätzliche Strahlenbelastung beim intraoralen Scannen gerechtfertigt oder wird es hier andere technische Lösungen geben?
Bei den Produktionsmethoden ist sicherlich abzusehen, dass es weiterhin ein Nebeneinander von additiven und subtraktiven Verfahren geben wird. Wahrscheinlich ist, dass verschiedene Produktionsverfahren miteinander kombiniert werden.
Bei den Materialien wird die Auswahl größer werden. Wahrscheinlich wird die Bedeutung von Kunststoffen zunehmen.
Durch die Weiterentwicklung von Produktionstechnologien und Materialien wird es zu Indikationserweiterungen kommen.
Aber auch neue, bislang nicht erhältliche Werkstoffe kommen dazu.

Fazit

Die CAD/CAM-Technologie ist mittlerweile kein Nischenprodukt mehr, sondern Stand der Technik.
Durch die weiteren Entwicklungen wird sich nicht nur der Berufsalltag der Zahntechniker ändern.
Auch die Zahnärzteschaft sowie die Dentalindustrie unterliegen einem starken Wandel. Steht zu hoffen, dass jeder seine Nische findet und vor allem, dass auch der Patient in Form von zuverlässigem und bezahlbarem Zahnersatz davon profitiert.

Vergleich von Halbzeugen für die Herstellung von EMF-Gerüsten

Das Gießen ist noch immer das Standardverfahren zur Herstellung von metallischen Gerüsten in der Zahntechnik [80]. Hier wird mit der sogenannten „lost wax-Technik“ gearbeitet. Es können präzise Güsse von hoher Qualität durchgeführt werden. Dieser im Dentallabor durchgeführte manuelle Prozess hat jedoch einige prinzipielle Schwachpunkte:

- Die Güte der Oberflächen und die Passung sind von diversen Parametern (Temperatur, Mischungsverhältnis usw.) abhängig.
- Bedingt durch die Anstiftung kann es zu Porosität und anderen Gussfehlern kommen.
- Aufgrund komplexer Geometrie und der Kontraktion der Legierung beim Erstarren kann die Passung negativ beeinflusst werden.
- Höchste Präzision wie sie für Abutments benötigt werden, können nur annähernd erreicht werden.

Um diese prinzipiellen Nachteile zu vermeiden, wurden im Rahmen der Etablierung von CAD/CAM-Systemen verschiedene subtraktive (abtragende) und additive (aufbauende, generative) Verfahren eingeführt [81]. Auch können so Materialien verwendet werden, die gusstechnisch nur schwer zu verarbeiten sind. Dazu gehören Titan und seine Legierungen.

Zu den aufbauenden Verfahren gehört das SLM (Selective Laser Melting) Verfahren. Hier wird analog zur Stereolithographie anstelle von Kunststoffen ein Metallpulver lagenweise mithilfe eines Lasers verfestigt. Dieses Verfahren kommt aus der Familie des sog. „rapid prototypings“ [82] und wurde 2001 erstmalig für den Dentalbereich vorgestellt [83]. Mittlerweile hat es sich zu einem Standardverfahren für keramisch verblendbare Gerüste entwickelt, welches klinisch sichere Produkte liefert [84-86].

Legierungen, auch Edelmetall- (EM) Legierungen [87], können frästechnisch, also subtraktiv, verarbeitet werden [88]. Das Fräsen bietet den Vorteil der höchsten Präzision, allerdings auch den Nachteil der höchsten Kosten. Durch das Abtragen werden bis zu 90 % des Materials nicht verwendet, was ökonomisch von Nachteil ist. Dieser vergrößert sich mit steigendem Materialpreis.

Auch tritt trotz sorgfältigen Arbeitens immer ein gewisser Schwund ein, das heißt Material „verschwindet“ im Abwasser und in der Luft und kann nicht aufgefangen und dann gegebenenfalls recycelt werden. Auch die Anzahl der Einheiten pro Fräsblank ist limitiert, denn man benötigt gewisse Wandstärken und Haltestifte, um die gefrästen Objekte für das Fräsen zu fixieren. Die Objekte dürfen während der Bearbeitung nicht schwingen oder sich bewegen. Die Folge wären unkontrollierbar mangelnde Passungen. Daher ist die optimale Ausnutzung des zur Verfügung stehenden Platzes von hoher wirtschaftlicher Bedeutung. In der industriellen Fertigung werden die verschiedenen „angebrochenen" Frässcheiben („Skelette") einzeln charakterisiert, sodass man mithilfe spezieller Software eine optimale Ausnutzung gewährleisten kann. Unabhängig vom Produktionsverfahren für metallische Gerüste werden jedoch immer Ausgangswerkstoffe (Halbzeuge benötigt, die dann entsprechend weiterverarbeitet werden. Dies können Ingots zum Gießen, Pulver für den SLM-Prozess oder Frässcheiben sein.

Herstellungsvergleich der unterschiedlichen Halbzeuge

Die Halbzeuge für die gusstechnische Verarbeitung im Dentallabor werden meistens ebenfalls gusstechnisch produziert. Die EM-Legierungen werden in der Regel im Feinguss hergestellt. Die edelmetallfreien (EMF) Legierungen werden meist im Strangguss oder im Feinguss, selten im Saugguss produziert. Die Gussplättchen oder Ingots werden dann im Dentallabor vergossen.

■ Feinguss: hier werden Wachs- oder Kunststoffteile eingebettet. Diese werden anschließend ausgebrannt. Es folgt dann der Guss der Schmelze in die Hohlform. Dieses Verfahren ist weitgehend mit dem zahntechnischen Gussverfahren identisch. Dieses vergleichsweise aufwendige Verfahren wird für bestimme EMF-Legierungen (zum Beispiel berylliumhaltige) verwendet.

■ Es kann jedoch auch in Kokillen gegossen werden. Die endgültige Form wird dann durch verschiedene Walzprozesse und Weichglühen hergestellt. Dies Verfahren wird meist für die Edelmetall-Legierungen verwendet. Aufgrund der hohen Festigkeit von EMF-Legierungen können diese nur sehr schwer gewalzt werden.

■ Strangguss-Verfahren: hier wird eine große Menge Legierung (meist EMF-Legierungen) erschmolzen.
Im unteren Bereich des Schmelzofens gibt es einen Auslass wo die Legierung langsam herausgezogen wird.
Dadurch erhält man Stangen mit definiertem Durchmesser, die dann in die entsprechenden Ingots geschnitten werden. Diese werden dann gesäubert, signiert und anschließend konfektioniert. Auch EM-Legierungen werden gelegentlich so produziert, da die Anzahl der Walzschritte stark reduziert werden kann. Dies ist bei spröden Legierungen von Vorteil.

■ Saugguss-Verfahren: hier wird die Legierung erschmolzen. In die Schmelze werden Quarzrohre eingeführt. Dann wird ein Unterdruck angelegt und die Schmelze wird in die Quarzrohre eingesogen. Diese Rohre werden dann vom Quarzrohr getrennt und analog zum Strangguss weiter verarbeitet.
Dieses teure Verfahren wird verwendet, um EMF-Legierungen zu verarbeiten, die mit dem Strangguss-Verfahren nicht produziert werden können.

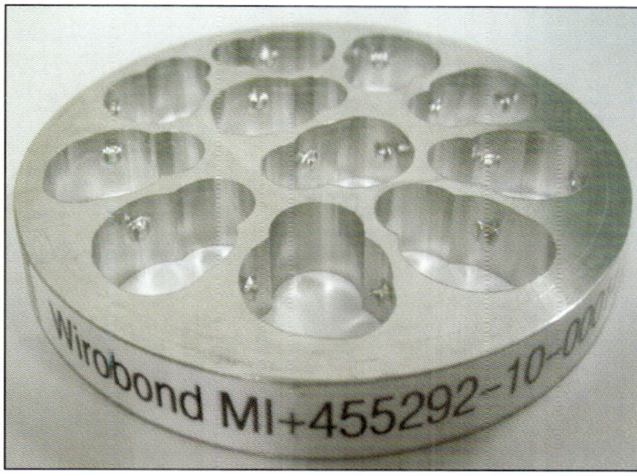

Abb. 35 Frässcheibe aus Wirobond® MI+ nach der Produktion („Skelett").

■ Pulvermetallurgische Verfahren: hier wird die Legierung in Pulverform hergestellt und in die gewünschte Form gepresst. Auch dieses teure Verfahren kann verwendet werden, um EMF-Legierungen zu verarbeiten, die mit dem Strangguss-Verfahren nicht produziert werden können.

Für den SLM-Prozess werden spezielle Pulver verwendet. Das Pulver wird erzeugt, indem eine Schmelze der Legierung durch spezielle Düsen fließt, durch die ein Gas (zum Beispiel Stickstoff) geblasen wird. Durch die Konstruktion der Düsen, den Gasdruck und einige andere Parameter kann Pulver erzeugt werden. Dieses weist eine bestimmte Korngröße und Korngrößenverteilung auf. Die Pulver werden dann unter einer Schutzgasatmosphäre (typischerweise Stickstoff oder Argon) lagenweise mithilfe eines Lasers aufgebaut. Das Fräsen von Metallen ist ebenfalls ein etabliertes Verfahren. Hier werden von den Herstellern Frässcheiben (Blanks, Rohlinge, Abb. 35) geliefert. Diese können auf unterschiedliche Art und Weise produziert werden (Abb. 36). Zum einen können sie gusstechnisch und zum anderen pulvermetallurgisch hergestellt werden. Mit beiden Methoden können Stangen (meist zirka 80 – 100 cm lang, Durchmesser: 10 cm) hergestellt werden.

Diese können dann in Scheiben mit gewünschter Höhe geschnitten werden. Neben den großen Ingots (Abb. 37) können aber auch einzelne Scheiben in den gewünschten Durchmessern und Höhen gegossen werden (zum Beispiel im sogenannten Croning-Verfahren, Abb. 38).

Gegossene Frässcheiben haben naturgemäß alle Nachteile des Gießens. Durch unterschiedliche Abkühlungsraten und Schrumpfungen kann es hier auch zur Bildung von Porosität (Abb. 39) kommen. Durch die langsame Abkühlung werden auch vergleichsweise große Korngrößen erzielt. Dies ist ungünstig für die mechanischen Eigenschaften.

Daher ist nicht zu verstehen, warum gegossene Frässcheiben den gegossenen Dentalobjekten überlegen sein sollen.

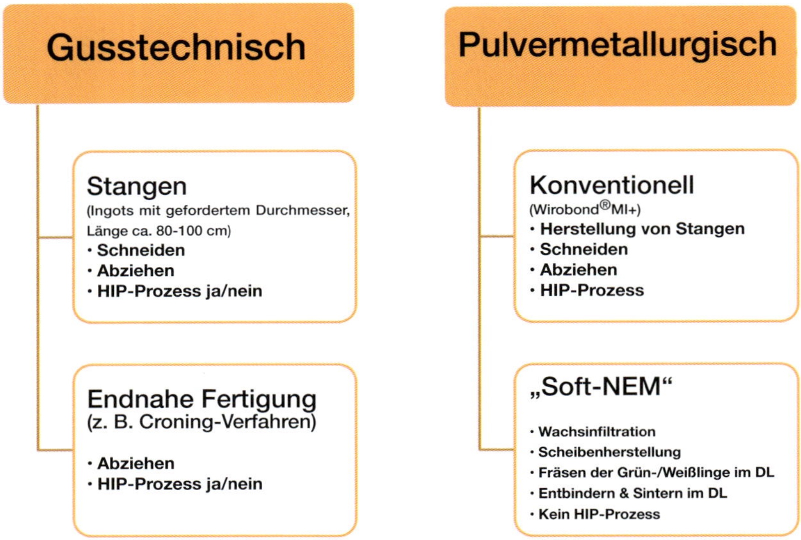

Abb. 36 Schematische Darstellung möglicher Produktionsarten für Frässcheiben. Bei dem Material „Soft NEM" findet ein Bearbeitungsschritt, das Verfestigen durch einen Sinterprozess, nicht beim Produzenten der Frässcheiben statt, sondern im Dentallabor (DL).

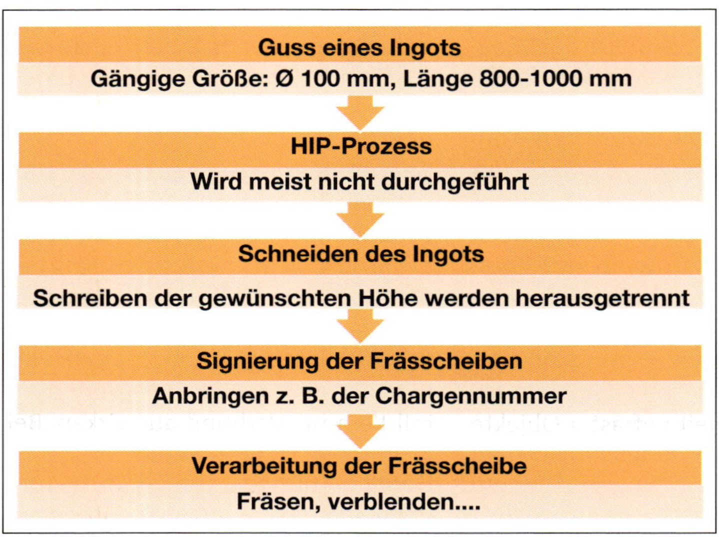

Abb. 37 Schematische Darstellung des Produktionsverlaufes von gegossenen Frässcheiben, die aus großen Ingots herausgeschnitten werden.

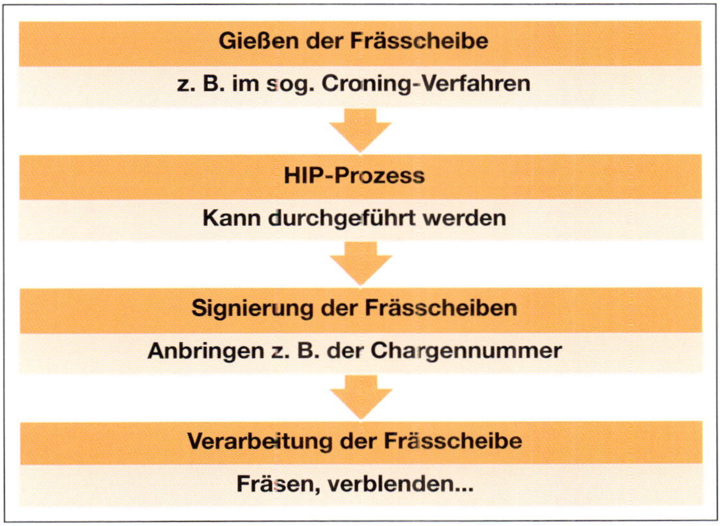

Abb. 38 Schematische Darstellung des Produktionsverlaufes einzeln gegossener Frässcheiben (zum Beispiel im Croning-Verfahren)

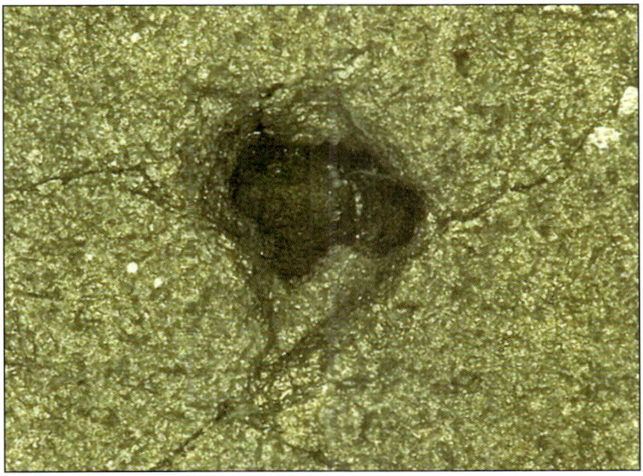

Abb. 39 Gusstechnisch hergestellte Frässcheibe aus einer Cobalt-Chrom-Legierung (Wettbewerber-Produkt) mit Porosität auf der Oberfläche. Auch auf daraus gefrästen Objekten waren Fehlstellen zu beobachten.

Eine Überlegenheit gefräster Objekte aus gegossenen Frässcheiben (ohne Nachbehandlung wie „Hippen" oder Schmieden, s. u.) kann nur für die erreichbare Präzision aufgrund des Fräsprozesses gelten. Unvorteilhaft können sich die Porositäten auch auf den Metall-Keramik-Verbund auswirken. Bei offenen Poren kann die Luft stark expandieren und zu Blasen in der Keramik oder gar zu deren Abheben führen. Zusätzlich sind Lunker und Porosität ungünstig für die Schneidwerkzeuge (Fräsen).

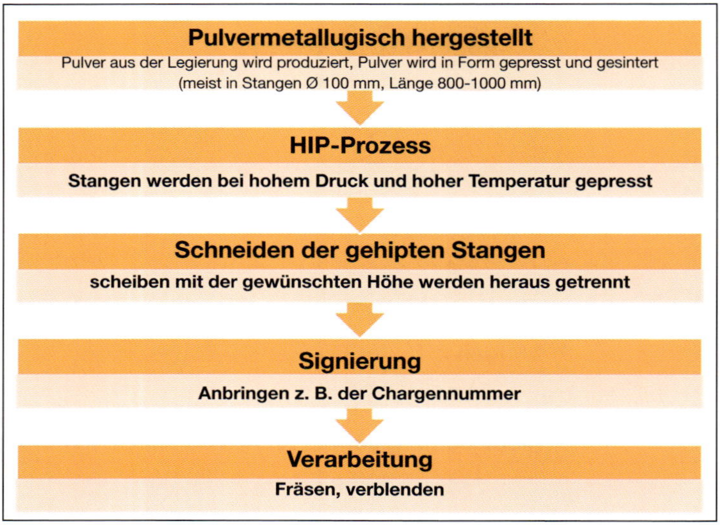

Abb. 40 Schematische Darstellung des Produktionsverlaufes von pulvermetallurgisch hergestellten Frässcheiben.

Diese werden beim Durchfahren der Leerräume stark beansprucht und können brechen, was die Kosten immens erhöht.
Die gegossenen Frässcheiben (oder Stangen, die dann anschließend in die gewünschten Scheibengrößen geschnitten werden) können „gehipt“ (hip: high isostatic pressure) werden. Dieser Vorgang ist aufwendig und teuer, verdichtet jedoch das Material, indem vorhandene Poren zusammengedrückt werden. Hier unterscheiden sich die einzelnen Fabrikate. Bei den preiswerten Produkten wird in der Regel auf den HIP-Prozess aus Kostengründen verzichtet.
Eine weitere Methode porenarmes Material zu erzeugen ist das Schmieden. Hier können dichte und homogene Gefüge erzielt werden. Auch dieser Schritt bedingt erhöhte Kosten.

Neben den gusstechnisch hergestellten Frässcheiben gibt es auch solche, die pulvermetallurgisch hergestellt werden (Abb. 40).

Dazu wird die Legierung erschmolzen und verdüst („atomisiert“).
Man erhält ein Pulver, welches dann in Formen (zirka 80 cm lang mit Durchmesser von 10 cm) gefüllt wird. Das Pulver wird anschließend gesintert und gehipt.

Nach dem HIP-Prozess werden Scheiben mit der gewünschten Höhe herausgetrennt. Die Oberflächen werden dann abgezogen und die einzelnen Scheiben signiert, das heißt mit einer Chargennummer versehen.

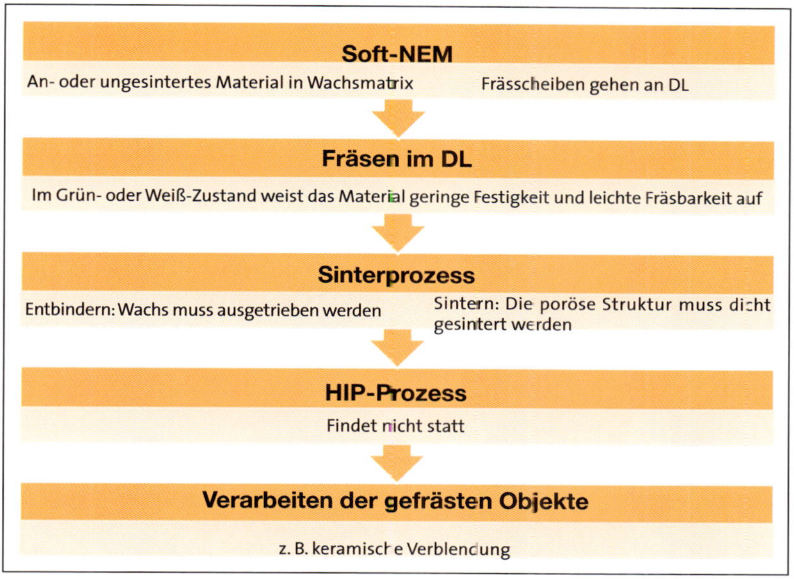

Abb. 41 Schematische Darstellung des Produktionsverlaufes von pulvermetallurgisch hergestellten Weißlingen, die als Frässcheiben geliefert werden und vom Zahntechniker anschließend gefräst und gesintert werden müssen

Betrachtet man die mechanischen Werte der Frässcheiben, so können erhebliche Unterschiede festgestellt werden. Die pulvermetallurgisch hergestellten und anschließend gehipten Scheiben weisen die höchsten mechanischen Festigkeiten auf.
Die Fräsbarkeit hängt neben der Zusammensetzung auch vom Gefüge ab. Im Falle der hochfesten Cobalt-Chrom-Legierungen werden erhebliche Kräfte für das Fräsen benötigt. Dies beeinträchtigt die Lebensdauer der Geräte und Fräsen stark.
Daher wurde von einigen Herstellern ein Ansatz analog zum Yttriumoxid-teilstabilisierten Zirkoniumdioxid (Laborjargon: „Zirkon“ [89, 90]) umgesetzt (Abb. 41).

Es wurden auf pulvermetallurgischem Weg poröse, teil- bzw. ungesinterte Frässcheiben (mit Wachs gefüllt) hergestellt.
Aufgrund des Sintergrades und des Gehalts an Binder unterscheidet man:

- Grünling: ungesinterte/leichtverdichtete Matrix mit Binder
- Weißling: verdichteter/angesinterter Rohling ohne Binder (entbindert)
- Braunling: dichter und gesinterter Körper

Grünlinge aus Cobalt-Chrom-Legierungen („Soft-NEM") können mit vergleichsweise kleinen Fräsmaschinen im Dentallabor gefräst werden.
Nach dem Fräsen müssen sie dann entbindert (= Austreiben des Wachses) und gesintert werden. Diese Prozesse müssen extrem sorgfältig und unter Argon durchgeführt werden. Geschieht dies nicht, das heißt werden die Sinterparameter nicht eingehalten, kommt es zu einer Oxidation des Metallpulvers, welches dann nicht mehr optimal zusammen sintern kann. Dies würde zu einer Versprödung führen. Bei den Grünlingen aus Cobalt-Chrom-Legierungen handelt sich um ein relativ neuartiges Material. Erste materialkundliche Untersuchungen liegen vor [91-93]. Allerdings muss sich noch zeigen, ob die publizierten Daten auch im zahntechnischen Alltag erreicht werden können.

Fräsbarkeit (Spanbarkeit)

Die Fräsbarkeit bzw. Spanbarkeit hängt von einer Vielzahl von Parametern ab und kann nicht immer exakt vorausgesagt werden [94]. Beim Fräsen dringt (meist) ein rotierender Körper in das Material ein. Das Material des Schneidwerkzeuges und eventueller Beschichtungen spielen dabei eine Rolle. Auch die Umdrehungszahl der Fräsen, Anpresskräfte und Geschwindigkeiten (zum Beispiel Vorschubgeschwindigkeiten), eingestellte Eindringtiefen sowie die Geometrie des Schneidwerkzeuges (auch Anzahl der Schneiden) und die Frässtrategie beeinflussen den Materialabtrag [95].

Dazu kommt natürlich noch das zu bearbeitende Material selbst. Auch hier gibt es die unterschiedlichsten Einflussfaktoren. Beim Fräsen werden Späne abgehoben und so das Material abgetragen. Die Spanbildung hängt nun von den oben genannten Parametern ab. Je leichter sich der Span bildet und je leichter er von der Oberfläche abtransportiert werden kann, desto leichter lässt sich das Material zerspanen. Dieser Prozess kann nun fehlerfrei ablaufen oder gestört werden. Zum einen kann das Material „schmieren". Der Zahntechniker kennt dies von hochgoldhaltigen „Bio-Legierungen", die sich vergleichsweise schwer polieren lassen. Beim Fräsen führt ein schmierender Werkstoff dazu, dass die Fräse sich mit abgetragenem Material füllt und ihre Schneidwirkung verliert. Als Folge davon wird sich die Fräse aufheizen und noch schneller ihre Schneidwirkung verlieren. Damit werden die Standzeiten der Fräsen dramatisch reduziert und die Fräskosten erhöht.
Zu lange Späne können eventuell nicht abgeführt werden und wickeln sich um das Schneidwerkzeug, was ebenfalls zu einem Aufheizen führt, da die Schneidleistung dadurch rapide abnimmt. Abgenutzte Fräswerkzeuge sorgen auch für ungenaue Ergebnisse. Die Präzision und Qualität der hergestellten Werkstücke sinkt, Passung und Oberflächenqualität werden negativ beeinflusst. Daher muss ein Kompromiss zwischen Werkzeugkosten und Qualität gefunden werden. Um die Standzeit der Fräsen zu optimieren, muss unter anderem für die Abfuhr der beim Fräsen erzeugten Wärme gesorgt werden.

Zum einen kann dies durch Optimierung der oben genannten Parameter geschehen und zum anderen durch Kühlung. Das Kühlen kann durch Spülen mit Wasser, Ölen oder anderen Stoffen geschehen.
Die Schmierstoffe müssen nach Beendigung des Fräsvorganges sorgfältig entfernt werden, da diese im Allgemeinen eine hohe Zellgiftigkeit aufweisen. Kommen diese Stoffe in Kontakt mit der Mundschleimhaut (etwa bei der Verwendung von Abutments und Stegen, die nicht vom Zahntechniker nachbearbeitet werden), können sie hier zu Schädigungen führen. In Extremfällen können diese bis zum Implantatverlust reichen.
Die geschilderten Prozesse gelten unabhängig (in unterschiedlicher Ausprägung) von der Art der Frässcheiben und des Materials.
Das Messen der Spanbarkeit ist nicht trivial.
Es gibt verschiedene Ansätze sie zu bestimmen. Dazu werden die oben beschriebenen Einflussparameter herangezogen:

- Messung des abgetragenen Volumens bei konstanten Parametern (Kraft, Vorschubgeschwindigkeit, Schnitttiefen usw.)
- Bestimmung der Kraft bei bekannten und konstanten Parametern
- Betrachtung der gebildeten Späne (zum Beispiel mit einem Rasterelektronenmikroskop oder lichtmikroskopisch)
- Betrachtung der Schneiden der Fräsen (zum Beispiel mit einem Rasterelektronenmikroskop oder lichtmikroskopisch).

Vergleich der Gefüge und der mechanischen Daten

In einer internen Studie bei BEGO wurden viergliedrige Brücken aus verschiedenen Herstellungsprozessen (Guss: Wirobond® SG, SLM: Wirobond® C+, Fräsen: Wirobond® MI+) untersucht. Es wurde immer die gleiche Geometrie produziert. Nach der Produktion wurden die Brücken längs getrennt, eingebettet geschliffen und geätzt. Zusätzlich wurde eine Brücke eines Wettbewerbers aus „Soft-NEM" (hergestellt in einem konventionellen Labor) untersucht. Das Gefüge wurde jeweils mittig aus einem massiven Zwischenglied in verschiedenen Vergrößerungen betrachtet. Schon beim Anätzen zeigten sich die ersten Unterschiede. Das „Soft-NEM" konnte am leichtesten angeätzt werden, gefolgt vom gegossenen Material. Am schwierigsten ließ sich das SLM-Gefüge ätzen. Beim Gießen kann es durch ungünstiges Erstarren der Schmelze zu Fehlstellen kommen.
Dies können geschlossene oder offene Lunker sein, aber auch komplette Teile, zum Beispiel Kronenränder oder Klammerspitzen, können nicht ausgeflossen sein. Gelegentlich können, durch eine ungünstige Anstiftung bedingt, „schwammige" Strukturen beobachtet werden. In der Regel weist der Dentalguss jedoch ein zufriedenstellendes Gefüge auf (Abb. 42). Der gesamte Längsschliff der viergliedrigen Brücke war ohne sichtbare Fehlstellen.
Es konnten ein paar Ausscheidungen beobachtet werden (zum Beispiel sichtbar in Abb. 42, längliche kleine

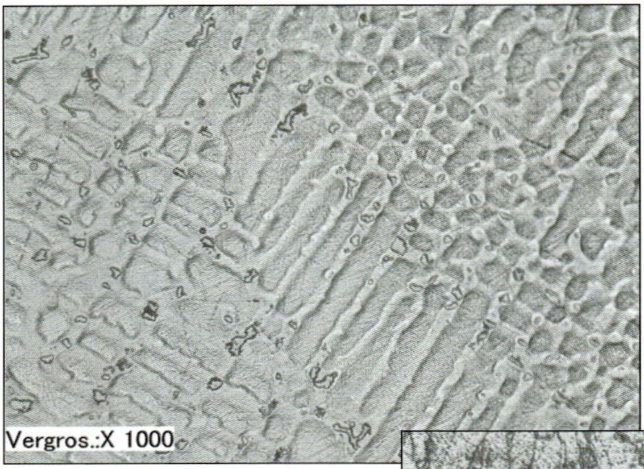

Abb. 42 Gefüge (1000fache Vergrößerung) einer Brücke aus einer gegossenen Cobalt-Chrom-Legierung (Wirobond® SG/BEGO). In der dentritischen Struktur sind Ausscheidungen zu beobachten.

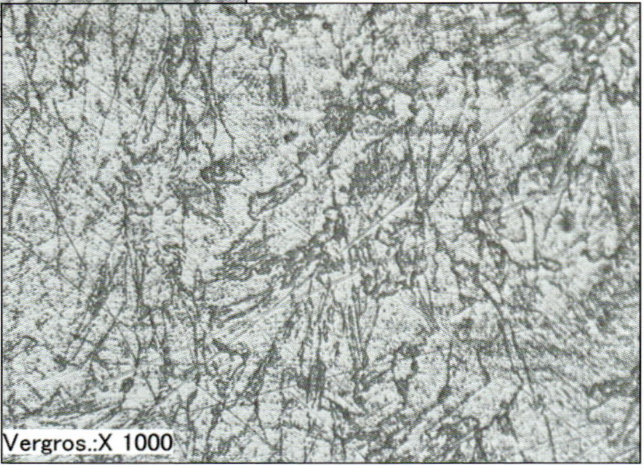

Abb. 43 Gefüge (1000fache Vergrößerung) einer Brücke aus einer Cobalt-Chrom-Legierung (Wirobond® C+/BEGO), die mittels des SLM-Verfahrens hergestellt wurde. Ein Anätzen war kaum möglich.

Gebilde auf den Dendriten mit „dunkler Umrandung“). Das Gefüge der SLM-Brücke (Abb. 43) wies ebenfalls keine Fehlstellen in Form von Porosität auf. Erfahrungsgemäß liegt der Anteil der Porosität bei Objekten, die gegossen oder mithilfe des SLM-Verfahrens produziert wurden, bei unter 0,5 %. Auffällig war das schwere Anätzen, was dem günstigen Korrosionsverhalten dieses Materials entspricht. Bei dem untersuchten Fräsmaterial (Wirobond® MI+/BEGO) handelt es sich um pulvermetallurgisch hergestellte und gehipte Frässcheiben.

Hier zeigten sich feine Korngrenzen sowie sehr wenige und kleine Fehlstellen (Abb. 44). Das teilweise „Zusammenlaufen“ der Korngrenzen zeigt einen sehr günstigen Sinterverlauf an. Auch hier liegt eine Dichtigkeit von über 99,5 % vor. Gegossene Frässcheiben können hier deutlich ungünstigere Gefüge aufweisen [96]. Bei der untersuchten Wettbewerber-Legierung (Abb. 45) handelt es sich um ein als Weißling gefrästes und anschließend gesintertes Material. Hier zeigen sich vergleichsweise dicke und durchgängig verlaufende Korngrenzen. Auch sind viele kleine Poren zu beobachten. In den Körnern befindet sich auch eine Vielzahl von runden Einschlüssen (Ausscheidungen).

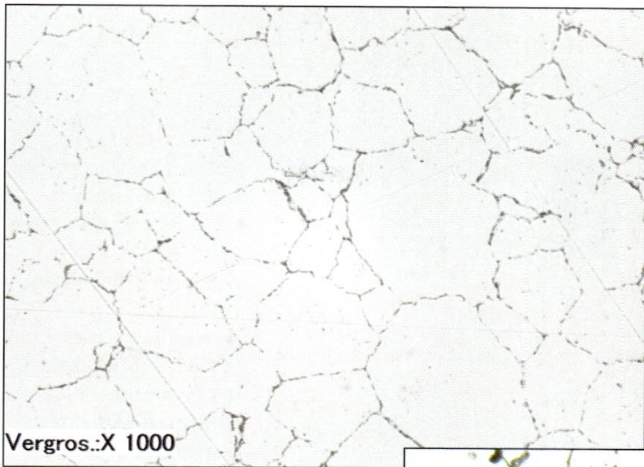

Abb. 44 Gefüge (1000fache Vergrößerung) einer Brücke aus einer Cobalt-Chrom-Legierung (pulvermetallurgisch hergestellt, Wirobond® MI+/BEGO), die mittels Fräsen hergestellt wurde. Die Korngrenzen sind relativ fein und z. T. unterbrochen, was auf einen günstigen Sinterverlauf hindeutet. Dort wo die Korngrenzen nicht mehr sichtbar sind, hat eine totale Sinterung der Pulverpartikel stattgefunden.

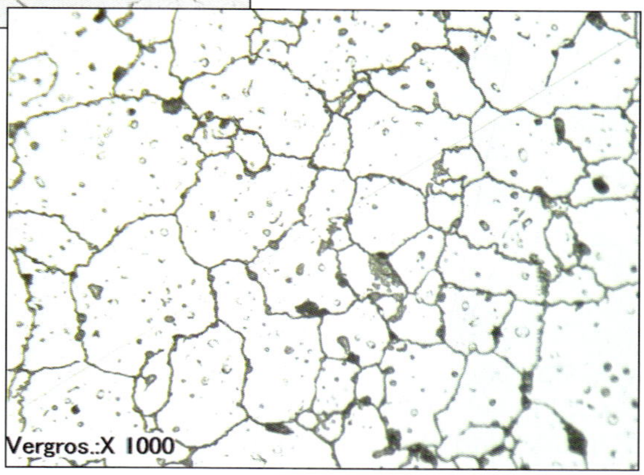

Abb. 45 Gefüge (1000fache Vergrößerung) einer Brücke aus einer nachträglich im Dentallabor gesinterten Cobalt-Chrom-Legierung (pulvermetallurgisch hergestellt, Wettbewerberprodukt), die mittels Fräsen eines Weißlings hergestellt wurde.

All dies lässt vermuten, dass der Sinterprozess nicht optimal verlaufen ist. Insgesamt weist dieses Material die meisten Fehlstellen von allen untersuchten Materialien auf. Problematisch bei dieser Technologie sind das Entbindern (Wachsaustreiben aus den Frässcheiben) und das Sintern. Es kann hier zur Einlagerung von Kohlenstoff beim Entbindern und/oder zur Oxidation des Materials kommen. Daher wurden an zwei Brücken die Gehalte an Sauerstoff und Kohlenstoff bestimmt. Probe 1 (Abb. 46) zeigt einen deutlich höheren Kohlenstoffstoffgehalt als die beiden anderen.

Bei Probe 1 handelt es sich um eine in einem Dentallabor hergestellte Brücke, während die Proben 2 und 3 von einer in einem anderen Dentallabor hergestellten Brücke stammen. Beide Brücken unterscheiden sich deutlich in ihren Kohlenstoffgehalten. Dies weist auf Unterschiede in den Prozessen hin. Der höhere Kohlenstoffgehalt könnte vom Entbindern stammen und liegt schon in einem Bereich von Legierungen, die mit Kohlenstoff legiert werden.

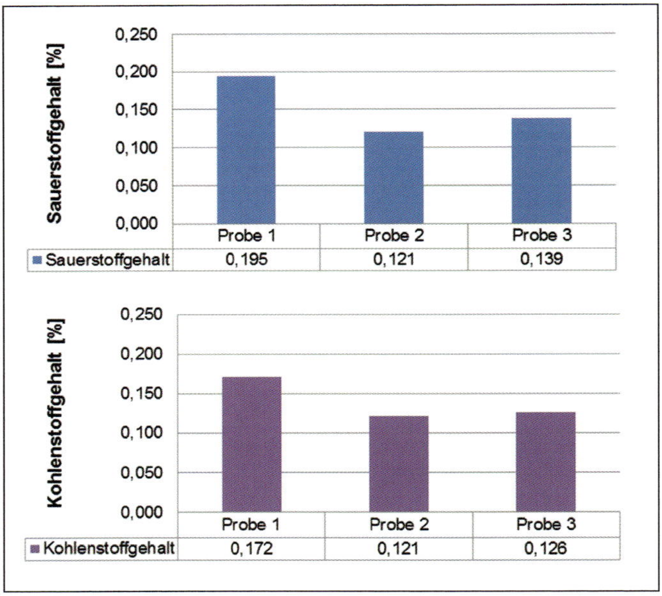

Abb. 46 Messung vom Sauerstoff- und Kohlenstoffgehalt der „Soft-NEM". Probe 1 war eine Brücke, die einen Sprödbruch (wurde künstlich herbeigeführt) zeigte. Die Proben 2 und 3 stammen von einer weiteren Brücke aus dem gleichen Material (anderes Dentallabor).

Bei Probe 1 scheint es zu einer unvollständigeren Verbrennung gekommen zu sein. Die Brücke, von der Probe 1 stammt, wurde absichtlich zerbrochen. Es zeigte sich ein typischer Sprödbruch (Abb. 47), der sich durch eine verhältnismäßig glatte Bruchfläche auszeichnet. Die Sauerstoffgehalte (Abb. 46) in den beiden Brücken verhalten sich analog. Die höheren Sauerstoff- und Kohlenstoffgehalte könnten eine höhere Sprödigkeit bewirken, was zum Versagen des Bauteils bei Belastung führen könnte. Dies wird durch die mikroskopischen Aufnahmen gestützt und von dem Bruchbild (Abb. 33) unterstützt. In Tabelle 2 sind die mechanischen Eigenschaften von vier verschiedenen aufbrennfähigen Cobalt-Chrom-Legierungen dargestellt. Die als Weißling verarbeitete Legierung („Soft-NEM") ähnelt mehr der Gusslegierung (Wirobond® SG) als den beiden anderen Varianten, die mit dem SLM-Prozess (Wirobond® C+), bzw. frästechnisch (Wirobond® MI+) verarbeitet werden. Dies ist bemerkenswert, da bis auf die Gussvariante, alle pulvermetallurgisch hergestellt werden. Die Werte des „Soft-NEM" liegen näher bei der Guss-Variante, als bei den anderen pulvermetallurgisch basierten Materialien, welche höhere Festigkeiten aufweisen (Tab. 2). Das „Soft-NEM" zeigt eine vergleichsweise niedrige Festigkeit, eine geringere Härte und höhere Bruchdehnung. Für diese Legierung gibt der Hersteller eine Indikationsbeschränkung auf vier Glieder an. Die drei aufgeführten Wirobond®-Varianten haben diese Einschränkung nicht.

Besonders für die Implantat-Prothetik sind gefräste Objekte aufgrund ihrer

	„Soft-NEM" (Wettbewerber)	Wirobond® SG (BEGO)	Wirobond® C+ (BEGO)	Wirobond® MI+ (BEGO)
Zusammensetzung [%]	Co66Cr28Mo5 SiMnFe	Co63,8Cr24,8W5,3 Mo5,1SiFe	Co63,8Cr24,8W5,3 Mo5,1SiFe	Co63,8Cr24,8W5,3 Mo5,1SiFe
Schmelzintervall [°C]	Keine Angaben	1370-1420	1370-1420	1370-1420
WAK[10^{-6} *K^{-1}] 25 – 500 °C 20 – 600 °C	 14,5 -	 14,1 14,3	 14,1 14,3	 14,5 14,9
Dichte [g/cm^3]	8,0	8,5	8,5	8,5
Härte HV10	280	310	310	350
Elastizitätsmodul [GPa]	200	200	210	190
0,2 % Dehngrenze [MPa]	450	470	1000	850
Zugfestigkeit [MPa]	830	650	1400	1050
Bruchdehnung [%]	20	8	8	10
Produktionsart	Frästechnisch („Soft-NEM")	Guss	SLM	Frästechnisch (pulvermetal urgisch, gehipte Blanks)

Tab.2 Gegenüberstellung der physikalischen Daten verschiedener Cobalt-Chrom-Legierungen, die mit verschiedenen Verfahren verarbeitet werden. Die Tabelle wurde aus Herstellerangaben generiert.

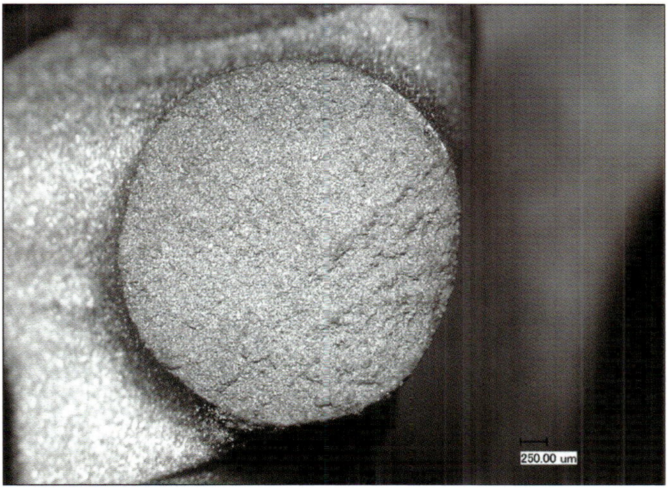

Abb. 47 Sprödbruch eines absichtlich herbeigeführten Bruches durch den Verbinder einer Brücke aus „Soft-NEM". Der glatte Bruch deutet auf eine Versprödung hin.

hohen Präzision besonders geeignet. Die hohe Festigkeit von Materialien wie dem Wirobond® MI+ ist für Stege und Abutments sehr vorteilhaft.
Sie sorgt für eine hohe Belastbarkeit der Stege und eine hohe Kantenfestigkeit der Abutments. Aber auch in der konventionellen Prothetik bieten die hohen Festigkeiten Vorteile, da hier große und weitspannige Brücken hergestellt werden können, die dem Kaudruck widerstehen können.

Zahntechnische Verarbeitung

Bezüglich der Be- und Verarbeitung unterscheiden sich alle drei Wirobond®-Varianten nicht.
Es können alle zahntechnischen Verfahrensschritte (Oberflächenbearbeitung, Fügen, Verblenden) und Materialien (zum Beispiel Verblendkeramiken) für die Restaurationen verwendet werden.
Die Oberflächen der gegossenen Gerüste werden mit rotierenden Instrumenten vor dem Abstrahlen abgezogen. Dies ist bei den via SLM- oder Fräsprozess produzierten Gerüsten nicht nötig, es sei denn der Hersteller hat die Stützen bei SLM-gefertigten Objekten belassen, oder der Fräsprozess hat deutlich sichtbare Rillen hinterlassen. In diesen Fällen müssen die Oberflächen mit rotierenden Instrumenten abgezogen werden. Im Falle von keramisch zu verblendenden Flächen sollte auf den Einsatz von diamantierten Fräsen (Diamantschleifer) verzichtet werden. Hier kann es zum Lösen der Diamanten kommen, die sich dann in die Oberfläche des Gerüstes drücken.
Bei den darauf folgenden keramischen Bränden verbrennen die Diamanten (= reiner Kohlenstoff!). Die gebildeten Gase expandieren stark und führen zu einer Blasenbildung in der Keramik, die zu Sprüngen und Abplatzungen führen können. Vor dem Aufbrennen der Keramik müssen alle Gerüste, unabhängig von der Herstellungsmethode, abgestrahlt werden (250 µm/3-4 bar). Wirobond®-Legierungen benötigen keinen Oxidbrand [97], da die Passivierungsschicht, vorwiegend aus Chromoxiden, einen ausreichenden Verbund zur Keramik ausbildet.
Alle gängigen Verblendkeramiken mit entsprechenden Wärmeausdehnungskoeffizienten (zum Beispiel VMK Master/VITA) können verwendet werden. Die gefundenen Haftverbünde liegen für die gängigen Verblendkeramiken oberhalb der geforderten 25 MPa im Schwickerath-Versuch gemäß ISO 9693 [98] (Abb. 48).
Für die keramische Verblendung gibt es bei den gefrästen Gerüsten eine Ausnahme. Alle Objekte mit Abutments dürfen nicht direkt keramisch verblendet werden, da sich Oxidschichten auch auf den Abutmentflächen (Implantat-Abutment-Interface, Schnittstelle, Verbindungsfläche) bilden, die in Kontakt mit dem Implantat stehen. Da diese Schichten nur mechanisch entfernt werden können, wird die Passung unwiderruflich zerstört. Ein Abätzen der Oxidschichten, wie bei angussfähigen Abutments aus Edelmetall-Legierungen oder prinzipiell bei Titan, ist bei Cobalt-Chrom-Legierungen nicht möglich. Auch das Löten oder Angießen darf aus diesem Grund nicht erfolgen.

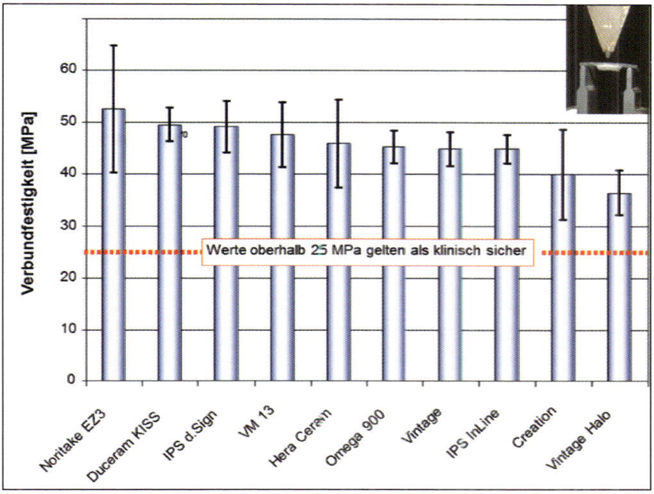

Abb. 48 Mit dem Schwickerath-Versuch gemäß ISO 9693 [98] wurde für das mittels SLM-Verfahren verarbeitete Wirobond C+ der Haftverbund zu verschiedenen Verblendkeramiken erfolgreich geprüft (interne BEGO-Untersuchung im Rahmen der Produktentwicklung). Alle Werte lagen deutlich oberhalb der geforderten 25 MPa.

Korrosion und Biokompatibilität

Korrosion besteht aus zwei Teilschritten, einer elektrochemischen Reaktion die zur Ionenbildung führt (Oxidation der metallischen Legierungsbestandteile zu positiven Ionen) und dem darauf folgenden Lösen (Solvatisieren der Ionen und deren Diffusion weg von der Oberfläche).
Daher können nur metallische Werkstoffe korrodieren. Bei allen anderen Werkstoffen werden Bestandteile durch Lösungsprozesse freigesetzt. Allgemein wird die Korrosion mit der Ionenabgabe gleichgesetzt.
Dies ist aus rein wissenschaftlicher Sicht nicht ganz richtig.

Die Ionenabgabe von metallischen Restaurationen setzt sich aus zwei Mechanismen zusammen:

- Auflösen von gebildeten Oxiden während der Produktion der Halbzeuge (vom Hersteller beinflussbar) und während des Produktionsprozesses (vom Hersteller der Gerüste und Verblendungen, dem Zahntechniker, beeinflussbar).
- Im Mund führen verschiedenste Parameter zur Korrosion der metallischen Gerüste. Hier ist neben den nicht steuerbaren Faktoren in der Mundhöhle (zum Beispiel Medikamentenaufnahme, Nahrungsmittel) vor allem die Zusammensetzung der Legierung entscheidend.

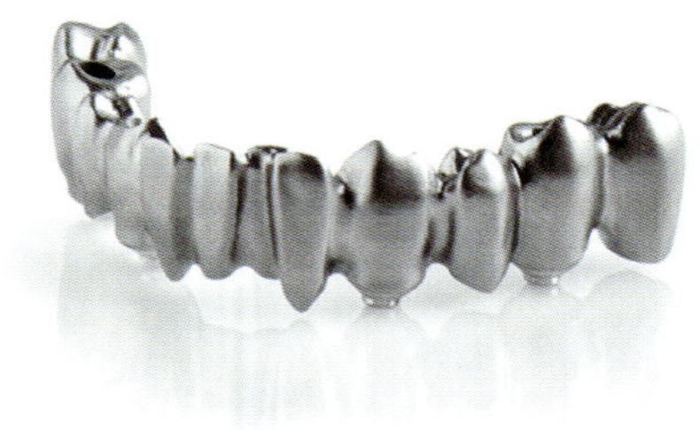

Abb. 49 In Implantat-getragenen Brücken (sog. „Toronto-bridges") sind naturgemäß Abutments eingearbeitet. Die Flächen des Abutments (Implantat-Abutment-Interface, Schnittstelle, Verbindungsfläche), die später Kontakt mit den Implantaten haben, dürfen nicht mechanisch bearbeitet werden, da sonst die Passung unwiederbringlich verloren geht. Daher dürfen solche Arbeiten nicht direkt keramisch verblendet werden.

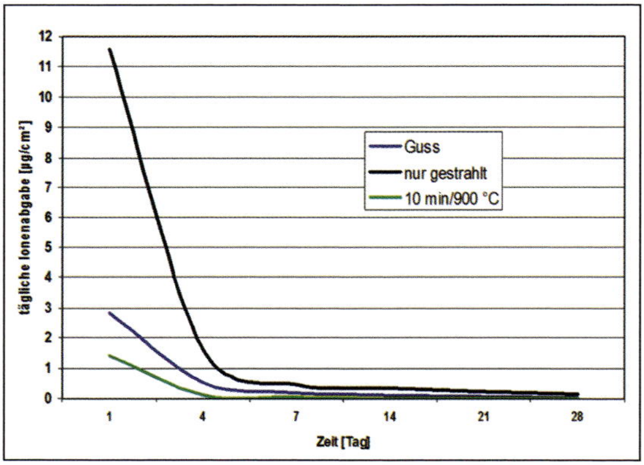

Abb. 50 Die tägliche Ionenabgabe von Prüfkörpern aus Wirobond® SG im Immersionstest in Anlehnung an ISO 10271 [99]. Untersucht wurden Prüfkörper mit verschiedenen Oberflächenzuständen. Es wurden Prüfkörper nach grobem Abstrahlen der Einbettmasse („nur gestrahlt"), gründlichem Abstrahlen mit 250 µm bei 4 bar („Guss") und nach simuliertem keramischem Brand und gründlichem Abstrahlen und abschließendem Schleifen mit Siliziumcarbidpapier mit der Körnung 1200 („10 min/900 °C") untersucht.

Beim Guss kommen die Halbzeuge in der Regel mit Sauerstoff in Berührung. Die gebildeten Oxide verbleiben größtenteils auf der Oberfläche. Aber auch in der Schmelze verbleiben noch gewisse Reste, die sich später auch an der Oberfläche der entsprechenden Restauration wiederfinden lassen. Bei pulvermetallurgisch hergestellten Halbzeugen (zum Beispiel SLM-Pulver oder industriell gefertigten Frässcheiben) findet die Produktion des Pulvers unter sehr schonenden Bedingungen statt. Die Pulverherstellung sowie die Produktion der Frässcheiben finden unter Schutzgas statt und minimieren die Oxidbildung. Dies zeigt sich bei Korrosionsuntersuchungen deutlich (Abb. 50 – 52). Alle drei Legierungen haben die identische Zusammensetzung, zeigen jedoch unterschiedliche Korrosionsraten. Gemessen wurden die Elemente Cobalt, Chrom, Molybdän und Wolfram. Die Kurven zeigen jeweils die Summen dieser vier Elemente. Alle anderen Legierungsbestandteile lagen in ihren Abgaben unterhalb der Nachweisgrenze der verwendeten Analysemethode (ICP-OES).

Die Guss-Legierung weist ungefähr die doppelte bis vierfache Ionenabgabe auf, liegt aber immer noch in einem Bereich, der weit unterhalb der Menge an Ionen liegt, die man mit der Nahrung aufnimmt.

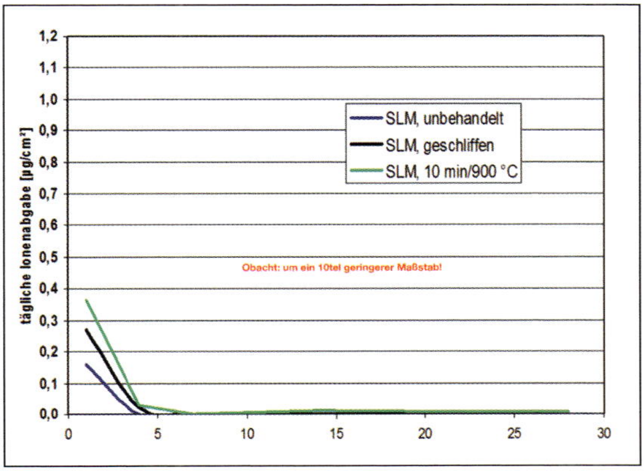

Abb. 51 Die tägliche Ionenabgabe von Prüfkörpern aus Wirobond® C+ im Immersionstest in Anlehnung an ISO 10271 [99]. Hier wurden ebenfalls verschiedene Zustände untersucht: Prüfung ohne Oberflächenbehandlung („SLM, unbehandelt"), Abschleifen der Oberflächen mit Siliziumcarbidpapier mit Körnung 1200 (SLM, geschliffen) sowie nach simuliertem Keramikbrand („SLM, 10 min/900 °C") mit anschließendem Abschleifen. Aufgrund der niedrigeren Ionenabgabe wurde der Maßstab verkleinert!

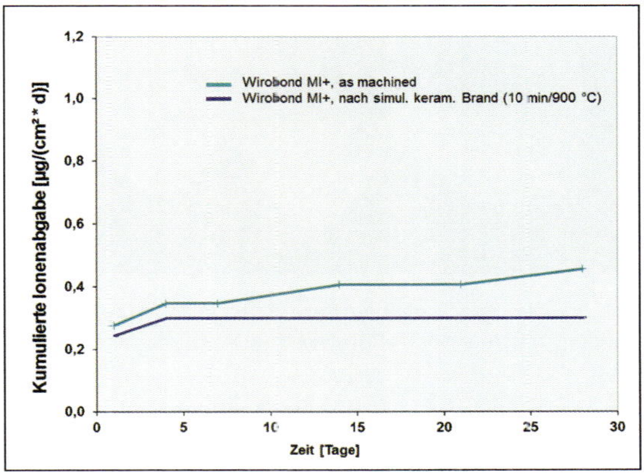

Abb. 52 Die kumulierten Ionenabgaben von Prüfkörpern aus Wirobond® MI+ im Immersionstest in Anlehnung an ISO 10271. Hier wurden ebenfalls verschiedene Zustände untersucht, Prüfung ohne Oberflächenbehandlung („as machined", direkt aus dem Fräsprozess entnommen) sowie nach simuliertem Keramikbrand („SLM, 10 min/900 °C") mit anschließendem Abschleifen.

Selbst die kaum behandelte Oberfläche („Guss") weist eine noch sehr niedrige Ionenabgabe auf und würde einer sehr mangelhaft ausgearbeiteten Kroneninnenseite entsprechen. Bei der Visualisierung der Ionenabgabe des pulvermetallurgisch hergestellten Wirobond® MI+ wurde eine andere Darstellungsform gewählt. Bei den vorausgegangenen Graphen (Abb. 50, 51) wurde die tägliche Ionenabgabe gewählt. Dies macht deutlich, dass die Ionenabgabe stetig sinkt. In Abb. 52 sind die kumulierten (aufaddierten) Ionenabgaben dargestellt. Es zeigt sich, dass sich die gesamte Ionenabgabe auch nach Wochen auf einem sehr niedrigen Niveau abspielt, was sich durchaus mit der Ionenabgabe von hochgoldhaltigen Legierungen vergleichen lässt.

Aufgrund der niedrigeren Ionenabgaben weisen die pulvermetallurgisch hergestellten und verarbeiteten Legierungen ein noch geringeres Risiko für unerwünschte biologische Reaktionen (toxische oder allergische Reaktionen) auf als die Gussvariante.

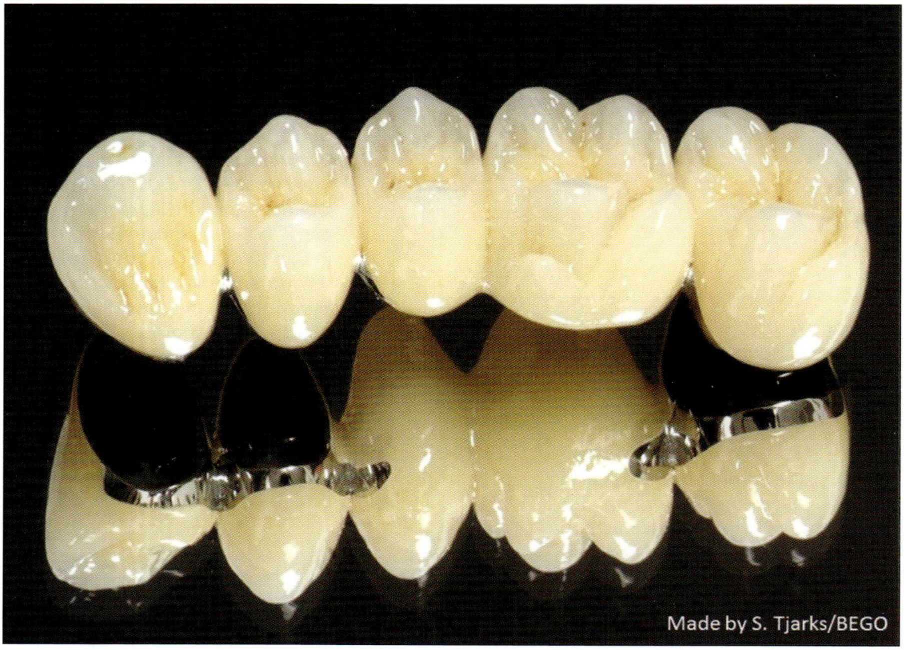

Abb. 53 Keramisch verblendete Brücke aus einer Wirobond®-Legierung. Der Betrachter möge erraten, welches Herstellungsverfahren für das Metallgerüst verwendet wurde.

Neben der Prüfung der biologischen Eigenschaften des Materials können auch die Produktionsprozesse Einfluss auf die Biokompatibilität nehmen. So können Schmier- und Kühlstoffe bei Fräsen gravierenden Einfluss haben und gegebenenfalls zu lokaltoxischen Reaktionen beim Patienten führen. Daher führt beispielsweise die Fa. BEGO Medical/Bremen biologische Prüfungen mit gefertigten Objekten durch, wenn Prozessänderungen (etwa Wechsel von Schmier- oder Kühlstoffen) eingeführt wurden.
Neben der Zusammensetzung spielen auch die Herstellung und Verarbeitung der Halbzeuge eine wichtige Rolle für die Biokompatibilität.

Unabhängig vom Herstellungsverfahren lassen sich aus Cobalt-Chrom-Legierungen hochwertige Restaurationen erstellen.

Zusammenfassung

Die Produktion von metallischen Gerüsten kann mit verschiedenen Verfahren geschehen. Neben der konventionellen Gusstechnik kommen auch moderne additive (SLM) und subtraktive (Fräsen) Verfahren zum Einsatz. Als neuestes Verfahren kommt die frästechnische Verarbeitung von Grün- und Weißlingen zum Tragen.

Auf die Verfahren abgestimmt gibt es unterschiedliche Halbzeuge. Im Zusammenspiel zwischen Material und Herstellungsverfahren ergeben sich unterschiedliche physikalische Werte. Die Verarbeitung von Grünlingen ist hinsichtlich des Entbinderns und des Sinterschrittes kritisch zu sehen. Werden hier die Parameter nicht penibel eingehalten, können die Restaurationen verspröden. Pulvermetallurgisch hergestellte und gehipte Frässcheiben sowie via SLM hergestellte Restaurationen weisen die höchsten mechanischen Festigkeiten und geringsten Korrosionsraten auf.

In Anlehnung an die ISO 10271 wurden über insgesamt vier Wochen die Ionenabgaben von gegossenen (Wirobond® SG/BEGO), via SLM hergestellten (Wirobond® C+/BEGO) und durch Fräsen von pulvermetallurgisch hergestellten Frässcheiben (Wirobond® MI+) produzierten Prüfkörpern gemessen (interne Untersuchungen bei BEGO). Unabhängig von der Vorbehandlung der Oberflächen zeigt sich, dass gegossene Oberflächen höhere Ionenabgaben aufweisen als pulvermetallurgisch hergestellte und unter industriellen Bedingungen gesinterte Objekte.

[1] Duret F. Dental CAD/CAM. J Am Dent Assoc 1992;123:11-14
[2] Duret F. The practical dental CAD/CAM in 1993. J Can Dent Assoc 1993;59:445-453
[3] Duret F, Blouin J-L, Duret B. CAD-CAM in Dentistry. JADA 1988;117:715-720
[4] Duret F, Preston JD. CAD/CAM imaging in dentistry. Current Opinion in Dentistry 1991;1:150-154
[5] Rekow D. Computer-aided design and manufacturing in dentistry: A review of the state of the art. J Prosth Dent 1987;58:512-516
[6] Rekow ED. Prostheses by computer. N Y State Dent J 1988;54:21-23
[7] Rekow ED. Dental CAD-CAM Systems What is the state of the art. JADA 1991;122:43-48
[8] Rekow ED. CAD/CAM in dentistry. Alpha Omegan 1991;84:41-44
[9] Rekow ED. A review of the developments in dental CAD/CAM systems. Curr Opin Dent 1992;2:25-33
[10] Rekow ED. CAD/CAM in dentistry: a historical perspective and view of the future. J Can Dent Assoc 1992;58:287-288
[11] Rekow ED, Erdman AG, Riley DR, Klamecki B. CAD/CAM for dental restorations--some of the curious challenges. IEEE Trans Biomed Eng 1991;38:314-318
[12] Rekow ED, Erdmann AG. Comparison of techniques for aquiring high-precision tree-dimensional computer-based geometric data directly from the human mouth. Ceramics in Bioengenering 1985; 139-140
[13] Rekow ED, Erdmann AG, Speidel TM. Computer-Assisted System to Automate Production of Posterior Dental Restorations. Biostereometrics 1985;602:204-210
[14] Rekow ED, Thompson VP, Yang HS. Margin fit of CAD/CAM produced crowns. J Dent Res 1991;70
[15] Mormann W, Brandestini M, Ferru A, Lutz F, Krejci I. [Marginal adaptation of adhesive porcelain inlays in vitro]. Schweiz Monatsschr Zahnmed 1985;95:1118-1129
[16] Mörmann WH, Brandestini, M., Ferru, A., Lutz, F., Krejci, I.: , (). Marginale Adaptation von adhesiven Porzellan-inlays in vitro. Schweiz Mschr Zahnmed 1985;95:1118-1129
[17] Mörmann WH, Brandestini M, Lutz F. The Cerec system: computer-assisted preparation of direct ceramic inlays in 1 setting. Quintessenz 1987;38:457-470
[18] Mörmann WH, Brandestini M, Lutz F, Barbakow F. Chairside computer-aided direct ceramic inlays. Quintessence Int 1989;20:329-339
[19] Mörmann WH, Brandestini M, Lutz F, Barbakow F, Gotsch T. CAD-CAM ceramic inlays and onlays: a case report after 3 years in place. J Am Dent Assoc 1990;120:517-520
[20] Lahl C. Der Einsatz der CAD/CAM-Technologie in der Zahnheilkunde – eine Literaturübersicht. In, Abt f exp Zahnheilkunde. Berlin: Freie Universität; 2002
[21] Strietzel R, Lahl C. CAD/CAM-Systeme in Labor und Praxis. München: Verlag Neuer Merkur; 2007
[22] Hajtó J. Cerec 3D unter die Lupe genommen. Teamwork J Mult Collab Prosth 2004;7:310-342
[23] Wedekin M. Einfluss der Modellwerkstoffe auf die Digitalisierung bei computergestützter Zahnersatzherstellung. In. Berlin: Charité-Universitätsmedizin Berlin; 2005
[24] Wojtunik M. DVT im zahnärztlichen Alltag - Derzeitige Richtlinien und Empfehlungen. Digital Dental News 2012;6:26-38
[25] unknown. Die Macht der Bilder. Dent Prax 2007;24:138
[26] Lissac M, Coudert JL, Briguet A, Amiel M. Disturbances caused by dental materials in magnetic resonance imaging. Int Dent J 1992;42:229-233
[27] Svendsen P, Quiding L, Landahl I. Blackout and other artefacts in computed tomography caused by fillings in teeth. Neuroradiology 1980;19:229-234 Issn: 0028-3940

[28] Altshuler JL, Jacobs D. Financial considerations regarding acquisition of the Siemens Cerec computer reconstruction system. J Esthet Dent 1992;4:12-15
[29] Baltzer A, Kaufmann-Jinoian V. CEREC inLab. dent lab 2001;49:901-908
[30] Fasbinder DJ. CAD/CAM ceramic restorations in the operatory and laboratory. Compend Contin Educ Dent 2003;24:595-598, 600-604
[31] Kachalia PR, Geissberger MJ. Dentistry a la carte: in-office CAD/CAM technology. J Calif Dent Assoc;38:323-330
[32] LoPresti JT, David SB. New concepts in restorative dentistry. The CEREC CAD/CAM system. N Y State Dent J 1994;60:39-42
[33] Luthard R, Rudolph H, Sandkuhl O, Walter M. Aktuelle CAD/CAM-Systeme zur Herstellung von keramischen Zahnersatz Teil 1: Systeme ohne zusätzliche Sinterung des keramischen Grundmaterials. Zahnärztl Welt 2001;110:747-754
[34] Mörmann WH, Devigus A, Pfeiffer J, Schneider W. CEREC 3: Ein Quantensprung bei Computerrestaurationen. Swiss Dent 2000;21:5-17
[35] Zel JMvd. Heutige CAD/CAM-Systeme im Vergleich. Quintesenz Zahntech 1999;25:193-204
[36] Kurbad A, Reichel K. Cerec inLab goes 3D. Dent Dialoque 2003;4:812-830
[37] Deppe H, Zeilhofer H-F, Sader R, Horch H.-H., Lenz M. Die 3D-CT-Stereolithographie in der dentalen Implantologie. Z Zahnärztl Implantol 1997;13:79
[38] Yamashita Y, Yamaguchi Y, Tsuji M, Shigematsu M, Goto M. Mandibular reconstruction using autologous iliac bone and titanium mesh reinforced by laser welding for implant placement. Int J Oral Maxillofac Implants 2008;23:1143-1146
[39] Negrel D. Chromes with CAD/CAM. Dent Tech 2006;70:25-30
[40] Santler G, Karcher H, Kern R. Stereolithography models vs. Milled 3D modells: Production, indications, accuracy. Mund Kiefer Gesichtschir 1998;2:91-95
[41] Klar A. Der Arbeitsablauf des digitalen Modellgusses. Quintessenz Zahntech 2011;37:88-95
[42] Maier B. Die CAD/CAM-gefertigte Modellgussprothese. ZWL 2011:3842
[43] Maier B. Die virtuelle Modellgusprothese. Dent Lab 2011;59:978-989
[44] Gebhardt A. Rapid prototyping: Werkzeuge für die schnelle Produktentstehung. 2. Auflage ed. München - Wien: Hanser; 2000
[45] Schweiger J, Erdelt K-J, Beuer F. Rapid Prototyping - Technik der Zukunft? Dent Lab 2004;52:1109-1118
[46] Strietzel R. FutureDent – Preisgünstiger Zahnersatz mit Hilfe eines CAD/CAM-Systems. Quintessenz Zahntech 2001;27:966-974
[47] Strietzel R, Weiss C, Laschütza H. CAD/CAM – Warum? dent lab 2002;50:1227-1229
[48] Niemann P. Laser-Sinterverfahren in der CAD/CAM-Technik. Quintessenz Zahntech 2003;29:38-42
[49] Nagel M, Strietzel R. Zeit & Geld sparen. Zahntechniker 2004:44-45
[50] Strietzel R. Herstellung von metallischen Gerüsten mit Hilfe des BEGO Medifacturing Verfahrens. Quintessenz Zahntech 2004;30:406-417
[51] Bressem J. Laserschmelzen. dent lab 2006;54:1337-1340
[52] Bressem J. Laser Melting. Dent Lab Internat 2007;3:29-32
[53] Pishwa L, Freesmeyer WB, Blumenrath B. Verblendkronen aus CAD/CAM-Laser-gesinterten Gerüsten - eine Anwendungsbeobachtung. Dtsch Zahnärztl Z 2007;62:470-477
[54] Rudolph M, Setz J. Ein CAD/CAM-System mit aufbauender Lasertechnologie. Quintessenz Zahntech 2007;33:582-587
[55] Mullen L, Stamp RC, Brooks WK, Jones E, Sutcliffe CJ. Selective Laser Melting: A regular unit cell approach for the manufacture of porous, titanium, bone in-growth constructs, suitable for orthopedic applications. J Biomed Mater Res B Appl Biomater 2008

[56] Emmelmann C, Munsch M. Konstruktion mittels Lasersintern. ZWL 2009;12:40-42

[57] Schweiger J, Beuer F, Maier B. Herausnehmbare Implantatprothetik im digitalen Verfahren. team work
(J Cont Dent Educ) 2010;6:642-654

[58] Kwiedor T, Strietzel R. Was CAD/CAM heute kann. DZW 2011;22:26-27

[59] Szwedka G. CAD-unterstützte lasergestützte Fertigung von Zahnersatz. Quintessenz Zahntech 2011;37:374-380

[60] Eisen M, Hinterseher J. SLM-Verfahren: Mehr Formgenauigkeit – weniger Eigenspannung. Zahntech Mag 2008;12:626-632

[61] Riquier R. Frästechnik versus Lasersintern. Quintessenz Zahntech 2006;32:534-546

[62] Riquier R. Großspännige Lasermelting-Gerüste passen nicht!!! Quintessenz Zahntech 2009;35:503-506

[63] Quante K, Ludwig K, Kern M. Marginal and internal fit of metal-ceramic crowns fabricated with a new laser melting technology. Dent Mater 2008;24:1311-1315

[64] Strietzel R. Selective Laser Melting in dentistry. In: Daskali A ed, Informatics in Oral Medicine - Advanced Techniques in Clinical and Diagnostic Technologies. Hershey New York: IGI Global; 2010

[65] Tara MA, Eschbach S, Bohlsen F, Kern M. Klinische Ergebnisse mit lasergesinterten Metallkeramikkronen - Ergebnisse entsprechen konventionellen Kronen. Quintessenz Zahntech 2011;37:796-799

[66] Hagedorn Y-C, Dierkes S. Generative Fertigung vollkeramischer Gerüste. Dig Dent News 2011;5:10-22

[67] Eidenbenz S, Schärer P. Das Kopierschleifen keramischer Formkörper. Phillip Journal 1994;11:91-95

[68] Sjölin R, Sundh A. The Decim System for the Production of Dental Restaurations. Int J Comp Dent 1999;2:197-207

[69] Heinzel I, Grusche H. Fräsen in Edelmetall. Quintessenz Zahntech 2012;38:1097-1101

[70] Otten B. Die zweite Generation von SAE-Funkenerosionsgeräten. dent lab 1996;44

[71] Rubeling G. [Electroerosion in dental technology. Possibilities and limits]. Dent Labor (Munch) 1982;30:1697-1702

[72] Walter M, Reppel PD, Boning K. [Milling technique and spark erosion, an alternative to cast titanium]. Dent Labor (Munch) 1991;39:501-504

[73] Augthun M, Schädlich-Stubenrauch, J., Sahm, P. R. Untersuchungen zur Oberflächenbeschaffenheit von gegossenem Titan. Dtsch Zahnärztl Z 1992;47:505 - 507

[74] Brauner H. Zur Randschichtaufhärtung an Titanwerkstoffen durch unterschiedliche Formstoffe und Einbettmassen. Dtsch Zahnärztl Z 1992;47:511 -515

[75] Tolykpayewa A, Luthardt R, Richter G, Walter M, Kästner K. Zur Qualität zahntechnischer Gußobjekte aus Titan. dent lab 2000;48:717-722

[76] Clausbruch SCv. Vom Zirkonsand zur High-end Keramik. Dent Lab 2009;57:62-72

[77] Cramer von Clausbruch S. Zirkon und Zirkonium. dent lab 2003;51:1137-1142

[78] Rager R, Jeschke F, Wanschka PI. Monolithisch gefrästes ZrO2 als Alternative zu NEM im Seitenzahnbereich. Quintessenz Zahntech 2011;37:1356-1363

[79] Tinschert J, Natt G, Braumüller D, Cfer R, Wolfart S. Festigkeitsverhalten von Sinterverbundsystemen. Dent Lab 2011;59:1762-1769

[80] Eichner K. Zahnärztliche Werkstoffe und ihre Verarbeitung. Heidelberg: Hüthig; 1985

[81] Strietzel R, Lahl C. CAD/CAM-Systeme in Labor und Praxis. München: Verlag Neuer Merkur; 2007

[82] Gebhardt A. Rapid prototyping: Werkzeuge für die schnelle Produktentstehung. 2. Auflage ed. München - Wien: Hanser; 2000

[83] Strietzel R. FutureDent - Preisgünstiger Zahnersatz mit Hilfe eines CAD/CAM-Systems. Quintessenz Zahntech 2001;27:966-974
[84] Pishwa L, Freesmeyer WB, Blumenrath B. Verblendkronen aus CAD/CAM-Laser-gesinterten Gerüsten - eine Anwendungsbeobachtung. Dtsch Zahnärztl Z 2007;62:470-477
[85] Tara MA, Eschbach S, Bohlsen F, Kern M. Klinische Ergebnisse mit lasergesinterten Metallkeramikkronen - Ergebnisse entsprechen konventionellen Kronen. Quintesenz Zahntech 2011;37:796-799
[86] Xin XZ, N.Xiang, J.Chen, B.Wei. In vitro biocompatibility of Co–Cr alloy fabricated by selective lasermelting or traditional casting techniques. Materials Letters 2012;88:101-103
[87] Heinzel I, Grusche H. Fräsen in Edelmetall. Quintessenz Zahntech 2012;38:1097-1101
[88] Ahlers F. Handwerk versus Vollautomat. dent lab 2006;54:637-649
[89] Cramer von Clausbruch S. Zirkon und Zirkonium. dent lab 2003;51:1137-1142
[90] Cramer von Clausbruch S. Vom Zirkonsand zur High-End-Keramik. Dent Prax 2009;26:79-89
[91] Geis-Gerstorfer J, Noack F, Reichert A, Schille C. So gut wie gegossen. dent dialoque 2012;13:32-37
[92] Geis-Gerstorfer J, Schille C, Schweizer E, Noack F, Hoffmann R. CoCr Sinter- vs. CoCr Gusslegierung. dent dialoque 2013;13:48-56
[93] Noack F. CoCr-Revolution. Dental dialoque 2012;13:74-77
[94] Jorio C, Dietz S, Jobast T. CAD/CAM-Fräser: das unbekannte Werkzeug. Quintessenz Zahntech2012;38:1220-1230
[95] Abele E, Dietz S, Santin R. Untersuchungsergebnisse zur Entwicklung einses optimierten Fräswerkzeugs zur CoCr-Bearbeitung. Quintessenz Zahntech 2012;38:720-727
[96] Strietzel R. Frässcheibe gleich Frässcheibe? Quintessenz Zahntechnik 2013;39:693-699
[97] Strietzel R. Der Oxidbrand als solcher. Quintessenz Zahntech 2011;37:1365-1368
[98] DIN_EN_ISO_9693. Metall-Keramik-Systeme für zahnärztliche Restaurationen. Berlin: Beuth Verlag; 2001
[99] DIN_EN_ISO_10271. Dentale metallische Werkstoffe Korrosionsprüfverfahren. Berlin: Beuth Verlag; 2001